歩けない　立てない
座れない　どうしようもない

あなたの腰痛
バンド整体でラクにしませんか？

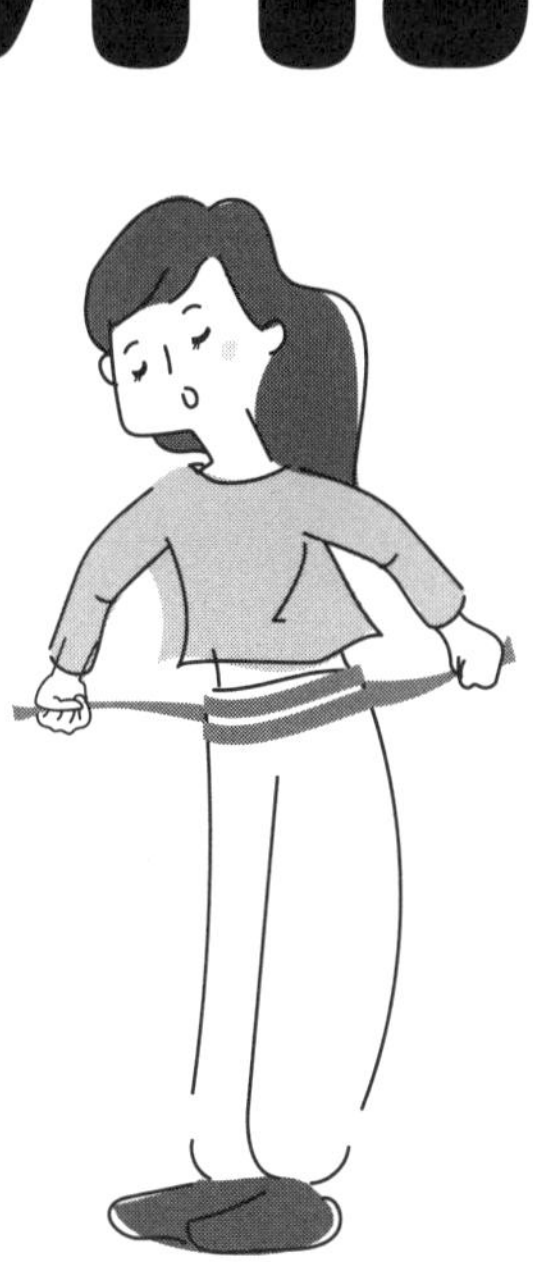

骨盤調整 整体術師
市川亮吉 著

メディア・ケアプラス

目次

2章 つらいところ痛いところがラクになる整体術のメカニズム

3章 女性の気になる体の各不調と改善法

4章 若々しい姿勢へ！骨盤から姿勢改善法

本文写真モデル　青山美紀

はじめに

はじめに

四人に一人、いや三人に一人、これは腰痛経験者の一般的な統計です。腰痛経験者は非常に多いのです。また、レントゲンの画像でもわからない原因不明の腰痛も多いといわれています。多くの方は、近くのマッサージ屋に行き、腰からもみほぐしてもらうでしょう。近年の人々の健康法の一つがほぐしてもらうこと。それがステータス化してきているようです。一般的に、コリをほぐすことは疲労回復のためと認識されています。わかりやすくいうと、コリとは筋肉の萎縮のことで、それを、あん摩指圧マッサージという手の操作でほぐしていくことです。

ほぐすことは単なる疲労回復のためだけでなく、コリによって歪んだ体を整える作用もあります。歪んだ体というのは、悪い姿勢、偏った体の使い方、転んだなどのケガによるもの、手術による筋肉の萎縮、ストレスによって起こる筋肉の萎縮、それらが総合的に体の歪みを構成していきます。その筋肉の萎縮がいわゆるコリ。筋肉の萎縮が腰から骨盤周辺に集中すると、腰痛の原因になります。それをほぐすだけでも腰はラクになります。そのラクになることが自然回復力です。

ほぐしのみに特化したのが、いわゆる癒し系のリラクゼーションマッサージです。わたしの整体術は、ほぐしだけでなく、体の歪み、関節のズレ、筋肉や神経の圧迫など、体の深くまで整えていく骨盤調整・整体術です。

骨盤調整・整体術は自然回復力を促すのが目的です。特定の病気を治すものではありません。単なる疲労回復程度のほぐしであればリラクゼーションマッサージタイプのほぐしで有効ですが、つらいところや痛いところを

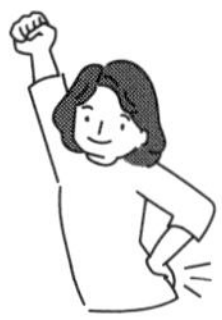

はじめに

ラクにするには医学的な基礎知識が必要になります。そのためには、あん摩指圧マッサージの国家資格が必要です。それを取得するためはあん摩指圧マッサージの専門学校に通い、学校で基礎医学とあん摩指圧マッサージ法の基礎を学んでいきます。ところが整体術というのは、独特な手技になるので専門学校外の技術です。

本書で紹介するのは骨盤調整・整体術です。わたしは、骨盤調整の考案者故五味雅吉先生に住込み弟子で十年師事し、その技術を修得しました。その間にあん摩指圧マッサージの専門学校にも通い国家資格を取得しました。それが現在の市川式整体術の基礎となっています。ただし、整体術でどんなコリや歪みでもたちまち回復改善できるわけではありません。どんな病気も治せる術でもありません。人それぞれコリや歪みの状態が違い、急性慢性、あるいはケガや病気の既往歴、年齢、職業など、いろいろな要素が複雑に絡み合ってコリや歪みなどを構成していますので、つらいところが早期に回復する場合もあれば、薄紙をはがすように少しずつラクになっていくこともあります。

筆者のような改善系の整体マッサージ業に取り組んでいる施術師も世の中には多くいます。そのような施術所には、日頃の健康を維持したい方が定期的に来所されることが多いといわれています。なぜなら、自分の体の状態を知ってもらえる整体術師が安心だからです。

近年、昔と比べると、たくさんの整体マッサージ店が増えつつあります。整体マッサージ業界をおおまかに分けるとすると、つらいところや痛いところにフォーカスする改善系タイプと、リラックスと疲労の回復が目的の癒し系タイプがあります。その混合もあります。骨盤調整にもいくつもの施術理論のタイプがあり、市川式の骨盤調整・整体術は、骨盤の仙腸関節をメインに整えるのではなく、骨盤にかかる負担を軽減していく骨盤負担軽減法を主に使って施術しています。

本書は女性編として著しました。解剖学、生理学などの専門的な内容をなるべく避け、筆者自身の整体職の経験も踏まえながら、整体論を説いた内容にしました。体のコリと歪み、気になる症状が、筆者の骨盤調整という整体術でどれくらい改善したのか、なぜ改善したのか、自分で体をラクにできる整体法などを書いてみました。

現代は、腰痛、肩こり、頭痛は小学生からあって当たり前の時代。また、高齢になっても健康の悩みは拭いきれないほどあります。それらの原因の一つに、コリ・歪み・ズレ・圧迫があるのだと筆者は考えています。運動不足になりがちな社会、バリアフリー化、そして地球温暖化、そのような環境は人々の健康と関係し、筆者は現代人に見合った整体術を日々研究しています。本書を手にした皆さまの日常生活に、この整体術が役立つことを願い、本書出版の関係の方のご協力を得て出版の運びとなりましたことをここで感謝申し上げます。

なお、著者は「脚」と「足」を使い分けています。脚はももやふくらはぎを表わし、足はくるぶしから先を表わします。

骨盤調整　整体術師　市川亮吉

1章

改善系整体術で
ラクになる！

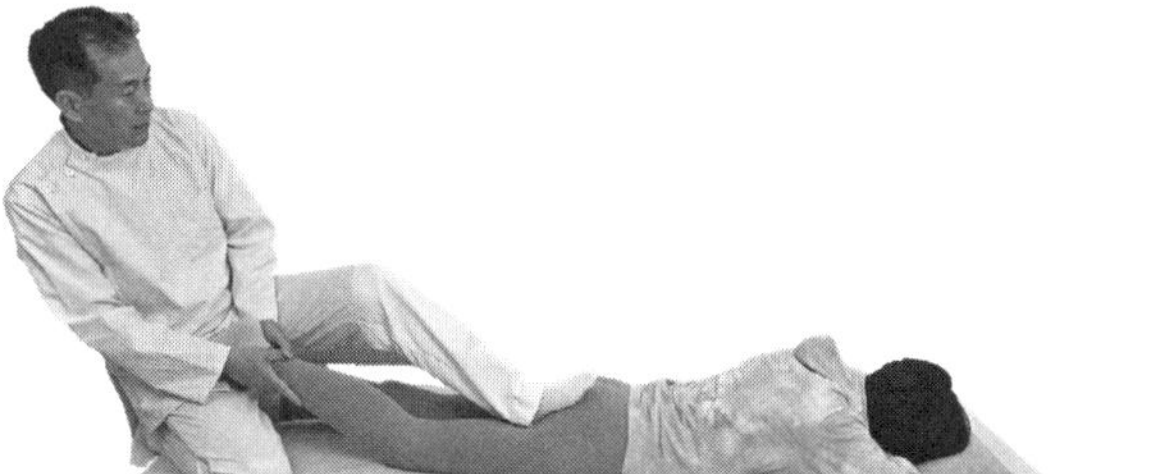

1 体をほぐすことがステータス化

まずこの章で、整体マッサージ業界についてお話をします。

この業界で必要な国家資格は「あん摩指圧マッサージ師」の資格です。これは地味な資格であまりよく知られていません。リラクゼーション業界とあん摩指圧マッサージ師の資格者のマッサージ、そして整体師、骨盤調整、いったいどのような関係なのでしょうか。筆者は以前、整体師イコール怪しくて地味というレッテルをベタッと貼られたことがあり、この業界についてよく知られていない現状を知りました。本書で、つらいところや痛いところをラクにする整体術を語るうえで、どのような資格でどのような施術なのか、少しずつ解説しながら本書をすすめていきたいと思います。

① 腰痛ともみほぐし

近年、リラクゼーションマッサージ店が増えつつあります。腰のつらさ、肩のコリの表記が目に入ってきます。あん摩指圧マッサー

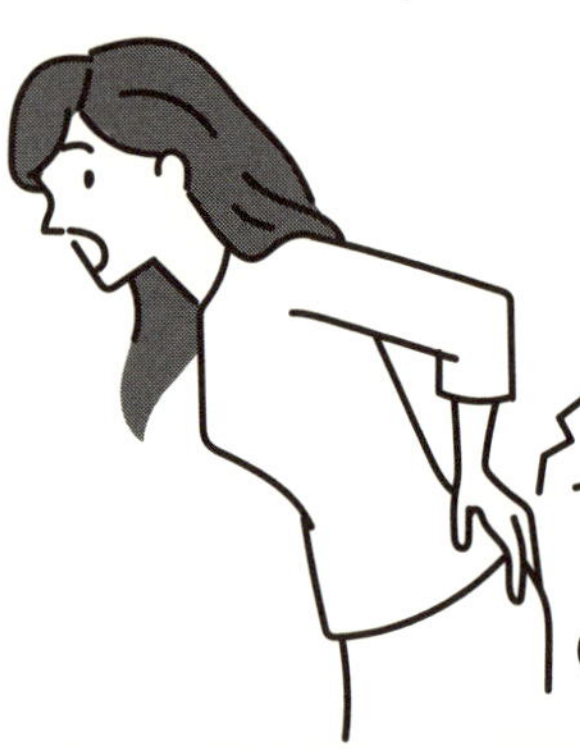

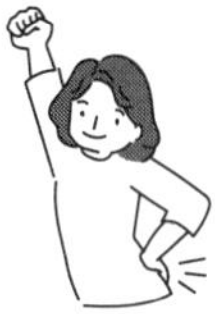

ジ業界としては、体をほぐしてラクになることが、人々の健康面に役立っていることはとても嬉しいことです。

また、腰が痛くて病院に行きレントゲンを撮っても、原因不明の腰痛というのがあります。そういった方々が、リラクゼーションマッサージ店に行ってしまうこともあります。はたして、その効果はどうでしょうか。答えは、リラクゼーションなのでつらいところや痛いところを治す施術はできません。

いきなりこのような話をもってきたのは、わたしのような改善系の整体マッサージとリラクゼーションマッサージと混同している方が多いからです。

腰が痛くなって、整形外科を受診して医師から「なんともありません。この時点では原因はよくわからないですね、様子をみましょう」と言われると、なんとかしようと街に増えてきたリラクゼーションマッサージ店に直行してしまうこともあるようです。しかし、こういった店に行っても、腰が痛いという症状のある方は断られる場合が多いのです。リラクゼーションマッサージはあくまでリラックスが目的。つらいところや痛いところをラクにするのが目的ではないので、その線引きはしっかり守っているお店が多いのです。

② 癒し系と改善系

疲労回復のために、癒し系タイプのリラクゼーションマッサージを受けることは、筆者も賛成です。ただし、癒し系のほぐし業界の原則は、業態上、つらいところや痛いところに手を差し伸べるような施術を行わないことが原則です。一方、改善系の整体マッサージはつらいところや痛いところに手を差し伸べる施術をします。癒し系と改善系の違いは何でしょうか？　それは、あん摩指圧マッサージ師の国家資格があるのかどうかの違いです。ここで誤解しないでいただきたいことは、あん摩指圧マッサージ師の国家資格があっても、どんな病気でも治せるわけではないということです。国家資格の範囲内で、つらいところへ手を差し伸べることができる手技を施すのがあん摩指圧マッサージの資格です。

さて、このあん摩指圧マッサージ師の資格の話になりますが、学校で何を学ぶかというと、三年間あん摩指圧マッサージの専門学校に通い、解剖学、生理学をはじめ、臨床医学、病理学など、基礎医学全般を学びながら、あん摩指圧マッサージの基礎技術を身につけます。この資格を取得していると、あん摩指圧マッサージ師ができる範囲で、つらいところや痛いところをラクにする施術が可能となるのです。しかし、街のほぐしの店を外観から見ると、癒し系なのか改善系なのか、あん摩指圧マッサージの国家資格があるのかどうか、よくわからないことが多いのが現状です。

癒し系と改善系の店はどうやって見分けられるのでしょうか？

簡単な方法は、看板を見ることです。「あん摩」「指圧」「マッサージ」という言葉の表記がない看板の店であれば、癒し系タイプのリラクゼーションマッサージと判断してよいでしょう。いわゆる「もみほぐし」といった表記が癒し系タイプで、あん摩指圧マッサージの資格がなくてもできます。しかし、あん摩指圧マッサージ師の国家資格のスタッフを集め、ある程度つらいところをラクにする混合タイプの癒し系マッサージの店もありますので、そのあたりは店に聞いてみないとわかりません。

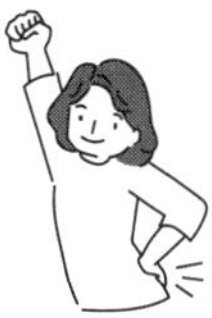

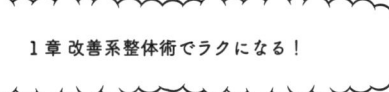

次に、あん摩指圧マッサージの国家資格の有無をみてみましょう。

癒し系タイプのリラクゼーションマッサージであれば、あん摩指圧マッサージの国家資格がなくても仕事ができます。資格がなくても？　そうです。そのため外国人のリラクゼーションマッサージ店も日本国内では普通に営業できるのです。しかし、あん摩指圧マッサージの国家資格を取得していても、リラクゼーションに絞って仕事をしている人もいますので、やはり店に行ってみないとわからないのが現状です。

あん摩指圧マッサージの国家資格を取得し、つらいところや痛いところに手を差し伸べる施術に特化した道に進んでいく施術家は改善系、いわゆる業界用語で施術家、治療家とも呼ばれます。施術家の中に整体師がいます。この整体という手技はどういうものかというと、あん摩指圧マッサージ師の専門学校以外の手技といってよいでしょう。

整体の手技は多岐にわたり、筋肉系の手技、関節系の手技、その混合の手技系、古武術的な整体法、また骨盤が歪みの原因とする骨盤矯正術や、背骨の歪みや身体の歪みが原因であるとするタイプや、スポーツに特化した整体術など、近年では、改善系の施術法も多岐にわたります。実際のところ、どの整体がその人の体に合うのかは、整体マッサージの店に行ってみないとわかりません。

今から二〇年くらい前と比べてみると、日本人のマッサージ店だけでなく外国人マッサージ師のマッサージ店まで増えてきて、正直、癒し系タイプなのか改善系タイプなのか、あるいはその混合なのか、整体マッサージの業態はわかりづらくなっています。

③ とっても気になる施術料金

つづいて施術料金についてお話します。

施術料って何千円もするの？　これはよくある質問です。

癒し系タイプのリラクゼーション全身マッサージ六〇分二九八〇円を、以前は街でよく見かけました。普通のあん摩指圧マッサージは六〇分六〇〇〇円。改善系の整体マッサージになると一回八〇〇〇円、一万円といった施術料金もあります。ここ数年で、物価が上がってきたので、リラクゼーションの全身マッサージ六〇分二九八〇円も値上がりして三九八〇円となっているところが多くなってきました。なぜ、施術料金に違いがあるのでしょうか。筆者の見解で解説したいと思います。

癒し系のマッサージは比較的手頃な料金設定が多く、以前は六〇分二九八〇円という名文句が根付き、その料金がマッサージの標準的な金額だと思われたことがありました。実はこれ、もともとあん摩指圧マッサージの国家資格を取得している施術者の標準施術料金の半額なのです。以前、ある起業家があん摩指圧マッサージ師の国家資格なしでも仕事ができる「もみほぐし」といったリラックス目的のみに特化したマッサージスタイルを世に出し、それが爆発的に全国に広がりました。国家資格を取得しているあん摩指圧マッサージ師からしたら「半額！」と皮肉な現象でした。もともと六〇分六〇〇〇円が国家資格所有者のあん摩指圧マッサージの標準的な施術料金です。この料金は高い！　と感じるかもしれません。しかし、その料金の背景には、

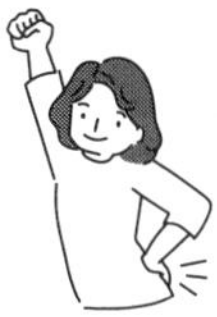

あん摩指圧マッサージの専門学校に通った学費（三年間で四〇〇万～五〇〇万円）や、一日に施術できる人数に限りあることが理由です。

あん摩指圧マッサージ師はお客さんが黙っていても、どのあたりがコリ固まっているからどの筋肉と、どの圧痛点を押すとよいかなどがわかる技術と知識がある人といえます。専門学校の学費と一日に施術できるお客さんの人数、一般サラリーマンの収入を釣り合わせた結果、あん摩指圧マッサージの施術料は六〇分六〇〇〇円くらいがよいのではないかと設定されていました。整体術になると、あん摩指圧マッサージ以外の手技を使います。整体術の特徴は短時間でほぐす手技、関節を整える手技を行います。あん摩指圧マッサージの専門学校では習わない手技がほとんどです。そこに付加価値がつき、整体の施術料金は六〇分六〇〇〇円より高めの料金になっています。一〇分換算にすると、一〇分一五〇〇円、二〇〇〇円といった付加価値の金額となっていくのです。

筆者が若い頃、骨盤調整の考案者、五味雅吉氏（一九一二－一九九八）の住込み弟子として一〇年間お世話になり、その技術を習得しました。習得する学費を支払う代わりに奉仕させていただくことが条件でした。掃除や片付けはもちろん、先生のお付き、弟子用の窮屈な部屋での集団生活、朝五時半起床、休みはほとんどなしといった、今ではありえないような弟子生活をしていました。一応給料が出ましたが小遣い程度。大昔の丁稚奉公です。骨盤調整技術の授業料を支払わない代わりに小遣い程度の給料で、仕事はなんでもやります！という奉仕一徹なスタイルで、長年かけて五味先生の骨盤調整の技術を習得しました。生活面、金銭面、とても厳しい世界でしたが、この弟子生活は筆者の人生にとって貴重な経験になりました。この整体道の弟子生活の話を脚色し、昭和の根性論残る平成初期の丁稚小僧青年記を書いたら、面白い小説ができるかもしれません。

五味先生の施術は一〇分前後です。骨格の歪みを整えるため、骨盤から全身のコリ歪みの急所急所を狙う施術です。その当時の骨盤調整料金を思い起こしてみると、初回の料金は二四〇〇〇円ほど（初回料とゴムバンド一式含む）でした。二回目から一回三五〇〇円。施術時間は一〇分程度。そのため、普通のあん摩指圧マッサージの施術時間と料金とを比較したら、高いわね！　と、問い合わせのお客さんから言われたことが何度かありました。料金の高さは短時間で骨盤からコリ歪みを整える技術の付加価値が骨盤調整の施術料金だったのです。

五味先生は多数の著書を出版され、マスコミにも取り上げられテレビにも何度か出演されました（左ページの写真 直弟子市川亮吉も出演）。

このようにマッサージの施術料、整体の施術料というのは学んだ授業料、技術の価値、社会通念上の収入というものが背景にあるのです。

④ 市川式骨盤調整は改善系

本書の市川式骨盤調整は改善系の整体術です。

筆者の施術の特徴は、ほぐすことと、歪み

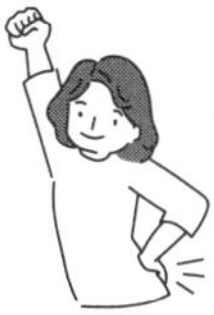

を整えていくこと。施術時間は比較的短め。

市川式の骨盤調整と表記していますが、市川式の骨盤理論は、必ずしも骨盤の仙腸関節を毎回調整するとは限りません。現代人は昔と違い運動量が減少傾向といわれ、筋力も低下ぎみです。そのため市川式骨盤調整は、あまり関節をボキボキせず、老若男女に対応し、ほぐしの手を加えながらつらいところや痛いところにも施術する整体スタイルです。骨盤を歪ませている原因となるコリや歪みを骨盤周辺から見つけていき、骨盤周辺からほぐし整えていく調整を行っています。それが骨盤負担軽減法です。施術時間は短時間から長めの時間まで、どちらも行えます。

さてここで、長年筆者が施術してきた中で、施術体験談を二つ紹介します。

一つ目は、骨盤から急所を狙った施術によって、椎間板ヘルニアの症状が改善していった施術体験談。二つ目の施術体験談は、骨盤負担軽減法の施術で、脊椎圧迫骨折によって歪んだ背骨が伸びてきた体験談です。

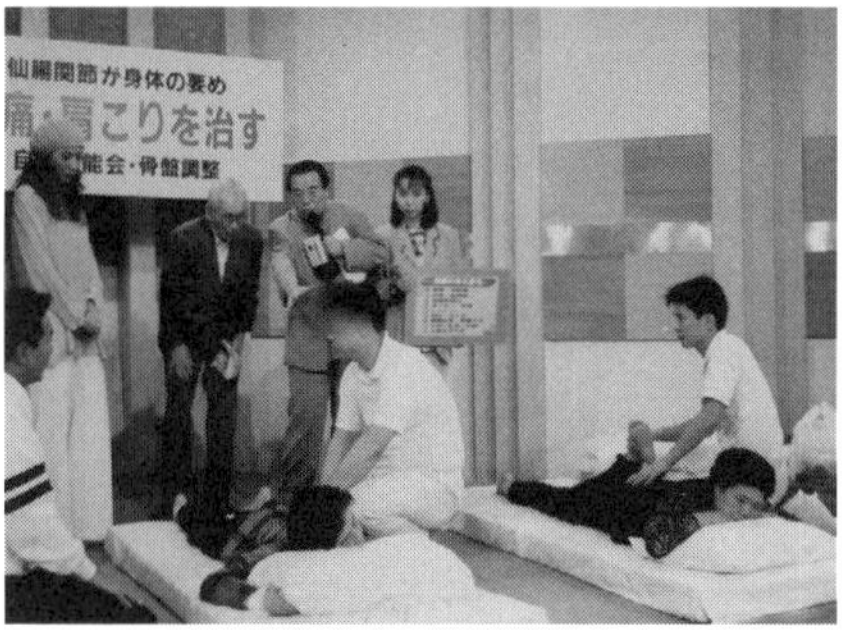

愛川欽也のテレビ番組に本書の市川亮吉、五味雅吉氏と共演

2 女性の腰痛も基本はほぐせばラクになる

施術体験談1

椎間板ヘルニアの症状がラクになったら二人目の出産ができました！

女性の悩みの一つ腰痛。

腰痛の中でも椎間板ヘルニアという症状があります。臀部、尾骨、下肢に痛み、なんともいえない違和感、冷たい違和感が腰から脚にじわじわと起こるのが特徴です。そのうち居ても立ってもいられなくなるという不可解な病。骨盤調整からみると、その原因はコリと歪みです。その真相をお話ししましょう。

坐骨神経痛の原因の一つに椎間板ヘルニアがあります。腰椎の椎間板軟骨が潰れ、その一部が飛び出て神経を圧迫し、その飛び出した軟骨部をヘルニアと呼びます。そのヘルニアの神経圧迫によって、坐骨神経痛に悩まされるという症状です。

当時三一歳の主婦、丸岡けい子さん（仮名）。ある年の正月、キッズが遊べるボールプールへ出かけました。第一子の長男三歳とボールプールで遊んでいました。そのとき、丸岡

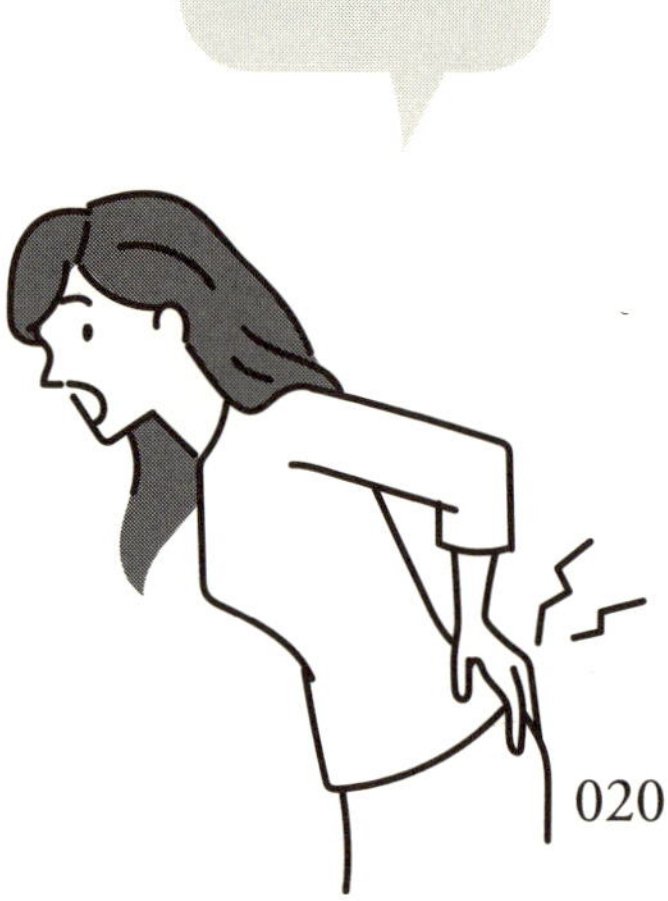

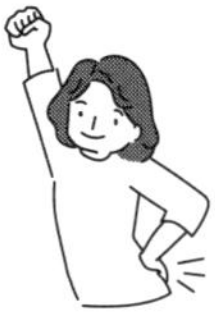

さんの腰に何ともいえない違和感が起こり、丸岡さんはそのまま帰宅しました。腰の違和感はだんだん強くなり、ちょうどウエストのズボンのゴムのあたりに違和感が集中し、そのうち違和感は尾骨のあたりに広がり、さらに右の大腿部、右膝、ふくらはぎ、足首へと次々広がり、右脚が氷水に浸したような冷たい感覚になり、温かいカイロを右脚にたくさん貼って温めてみましたが、氷のような違和感はいっこうに治りませんでした。それだけでなく、違和感と冷え感に加え、しびれと痛みも起こってきました。

それでも丸岡さんは自然に治るものと思って病院に行きませんでした。しかし、しだいに台所立っていることもできなくなるほどつらくなりました。ところが、ご主人は「痛いのは気のせいじゃない？　動いていれば治るよ！」と、子どもの頃に転んでケガをしたら、消毒しておけば自然に治るといった放置型の自然療法でどうにかなるぞと考えていました。妻の丸岡けい子さんは、「いや絶対にこれは違うでしょ！」と内心思い、夫にはもうそれ以上言っても無駄と思ったそうです。そんな夫にイラ立ったぶん、丸岡さんの右下肢のしびれと痛みと冷たい感覚はいっそう強くなっていき、丸岡さんを苦しめました。

丸岡さんは、右脚と尾骨の違和感や冷え感としびれ・痛みにしだいに耐えきれなくなり、家事仕事をするのがもうムリ！と思い歯を食いしばって自らの足で、腰痛の看板のある近くの接骨院に行くことにしました。

訪れた接骨院の治療では、サラシを腰に巻かれ、石膏《せっこう》で作られた腰用のコルセットをはめられました。「これで様子をみましょう」と接骨院の先生に言われ、コルセット装着のまま帰宅しました。しかし、ますます脚がしびれ、痛みも増してつらくなり、そこで丸岡さんは接骨院より距離が遠い市民病院に駆け込みました。

実は昨年の秋、丸岡さんは急性腹膜炎を患い、その市民病院に入院し、二人目を流産したうえ、腹膜炎の手術をしていたのでした。そのときの担当医は「二人目の出産は諦めたほうがいいと思います。これからの健康のためです」と、丸岡さんに宣告しました。

さて、腰から右脚のつらい丸岡さんは車椅子を借りて待合室から整形外科の診察室に入りました。泣きそうなくらいの脚のつらさだったので、「先生、入院させてください！」と丸岡さんは医者に迫りました。医者は「現在病室はいっぱいなんですよ」と断りながらも「昨年も当院に入院されたし……」と、一床をなんとか用意してくれました。丸岡さんの検査の結果について医師は、「丸岡さん、レントゲンの結果は椎間板ヘルニアです。ブロック注射で様子をみて、症状の経過次第で手術です。ＭＲＩで腰椎4番5番のところにヘルニアがありますからね」とサラッと言ってその場を去っていきました。すると病室の女性患者たちが、医師の姿が消えたことをみはからって、丸岡さんにこっそり耳打ちしました。「手術は止めたほうがいいわ！この前手術した人がいたけど全然ダメだったわ。人生もったいないから手術はダメ」と、ダメの連発でした。丸岡さんは腹膜炎の手術経験があったので、椎間板ヘルニアへの手術も抵抗なくやる気満々だったのですが、同室の女性患者たちの話を聞いて、手術への意欲が、ほうれん草のおひたしのように一気に萎えました。

とにかく立つとつらいので寝ているだけで

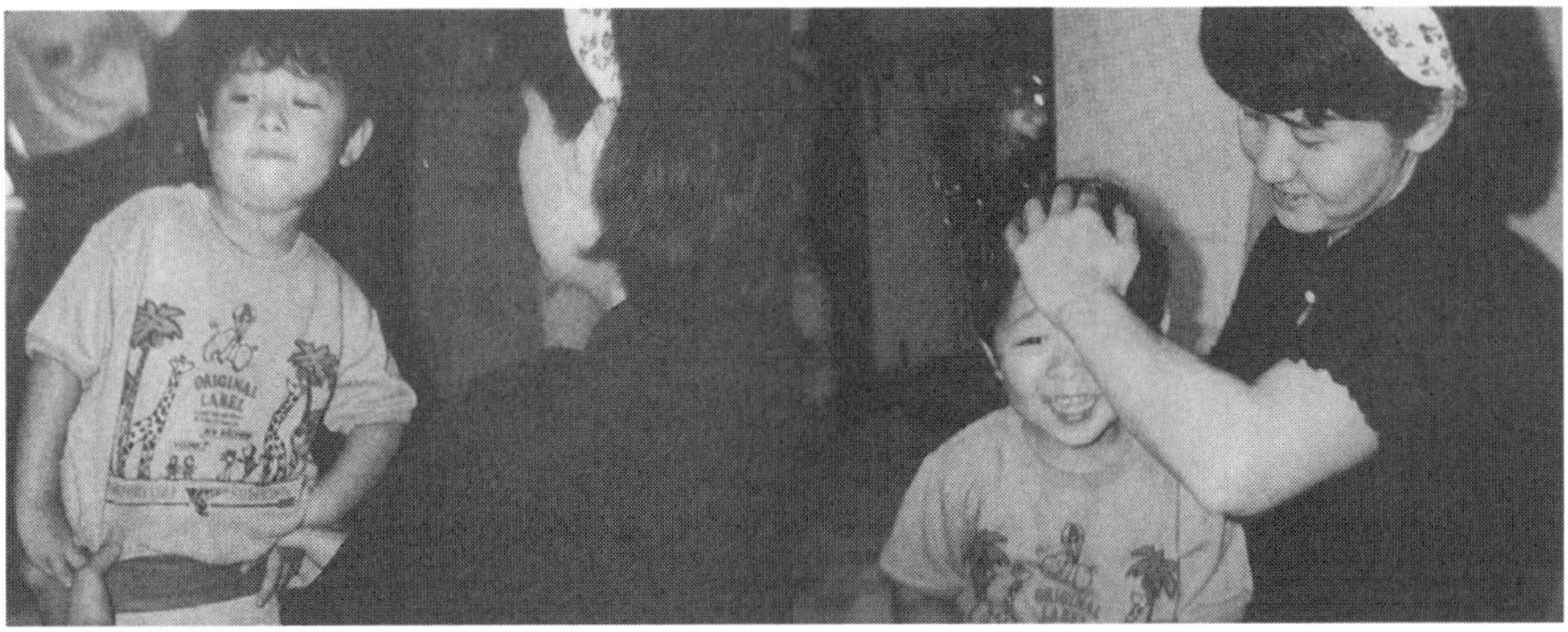

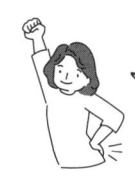

腰と下肢のつらさが改善した丸岡さん　中耳炎の長男を骨盤調整に連れて来所しました。
お子さんも腰まわし（左）
お子さんの鼻づまり・中耳炎の改善法を習っている様子（右）
©出典　月刊 自然良能 1996、11 月号ページ 20 から転載

した。トイレは手押し車を使わないと歩けません。「とにかく入院はヒマ！」と丸岡さんは家族に告げると、「ヒマな人には読書ね！」と家族は腰痛に関する本をドサッと持ってきて、ベッドの横に腰痛の本が積まれました。丸岡さんは入院で退屈なヒマな時間を読書にあてて、片っ端から積まれた腰痛の本を読んでいきました。その中に骨盤調整の考案者五味雅吉著の本『椎間板ヘルニアは手術なしで治る』があったのです。

「へえ骨盤か〜、なるほどね〜。骨盤から背骨が歪むと椎間板ヘルニアになる……。骨盤の仙腸関節《せんちょうかんせつ》のズレが原因……」と、丸岡さんは納得するものがありました。

とりあえずブロック注射で痛みが和らいできたので、丸岡さんはさっさと退院し五味先生の本を頼りに、当時、地方で開業していたわたしの骨盤調整施術所を訪ねてこられまし

た。

その後丸岡さんは、骨盤調整にまじめに通ってこられました。体の歪みは年季が入っているほど筋肉が強く固くなって萎縮しています。一、二回の施術でパッとコリ歪みが治るというものではありません。継続して施術していくことが大切です。それについて五味先生の著書にも書かれています。

丸岡さんは継続して通いました。骨盤調整受療後、三〜五回目くらいから丸岡さんは施術効果を感じ始めました。家から施術所まで車で来て、帰りの車の乗り降りがだんだんラクになってきたのです。自宅でできる骨盤の歪みを調整するゴムバンド運動も覚え、腰まわし運動、足首巻き、ゲートル巻き、肩巻きなどいろいろな巻き方のゴムバンド法をマスターしました。

それから一年ほど骨盤調整に通ってこられた丸岡さんは、なんと二人目の子どもができました。腹膜炎のとき、担当医から「二人目の子どもは難しいでしょう」と告げられていた丸岡さんでしたが、無事に二人目を安産で出産されて、わたしにとっても大変嬉しい出来事でした。

丸岡さんの長男の子は、当時鼻詰まりと中耳炎で悩まされていて、その子も筆者の骨盤調整施術所に連れてこられ、何度か通ってきた頃には、鼻詰まりもラクになり、中耳炎もしだいに改善しました（P23写真）。

腹膜炎で二人目の子どもが流産して入院した丸岡さん、二度と子どもはできないという医師からの言葉。そして、次は椎間板ヘルニアで入院した丸岡さんでしたが、整体術の一つ、体の歪みを整える骨盤調整の施術を通して体が変わり始め、まだまだこれからという年齢だった丸岡さんの人生は一転して明るく

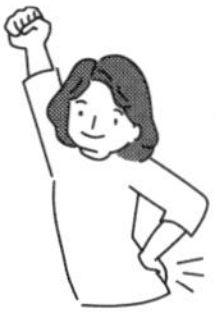

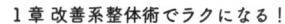

なったのでした。

施術体験談2

背骨の圧迫骨折
歪みを整えたら背すじが伸びました！

八〇歳代女性。小坂井みち子さん（仮名）。脊椎圧迫骨折の予後が骨盤調整・整体術を受けて早期回復。

　ある日、外で飼っている犬の鎖が足元に絡みつき、その鎖で飼い主の小坂井さんは、その場ですてんと転んでしまいました。その後、だんだん左腰から左足が痛くなり、近くの整形外科に行き、痛み止めの注射を腰部と臀部に打ったそうです。そのときはラクになりましたが、だんだん左足の痛みがひどくなってきました。その後、ほかの病院で検査した結果、脊椎圧迫骨折と診断されました。背骨は

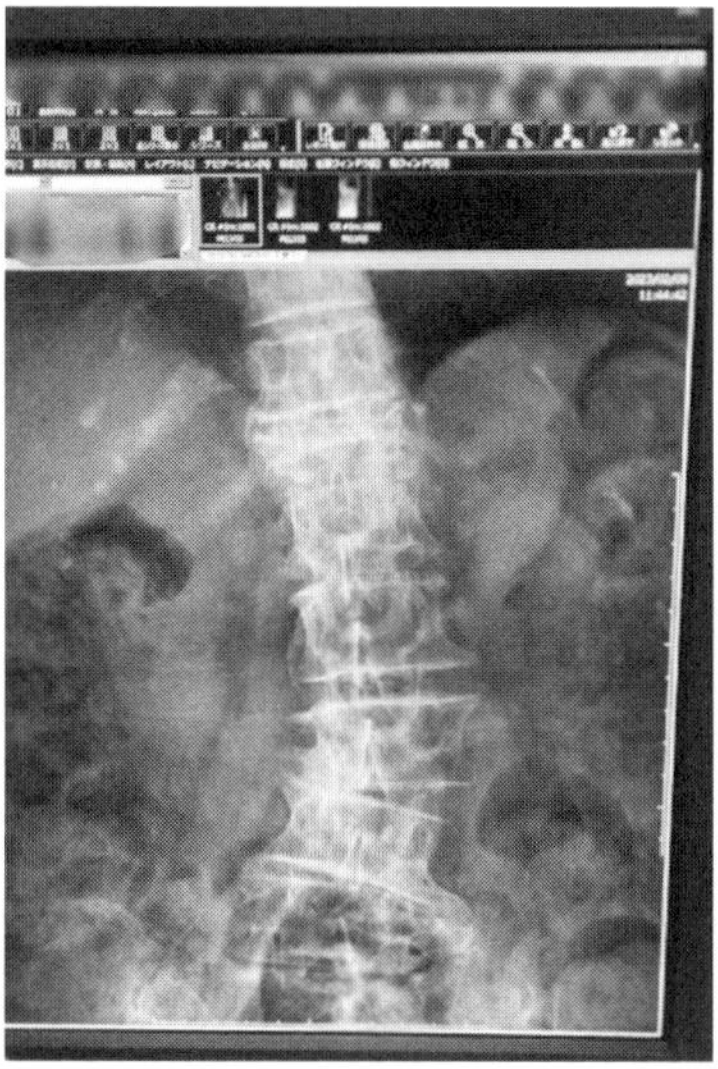

写真1
背骨の歪みが強くなって腰椎の椎間板がかなり狭くなった。

徐々にS字状に曲がっていきました。

その体のつらさから、小坂井さんは自動車の運転免許証を返納することにしました。そのせいで生活のさまざまなやる気が衰えてきたところに、さらに予期しない出来事が起こりました。新型コロナウイルスのまん延です。不要不急の外出禁止。小坂井さんの体の筋力がだんだんと落ちていきました。そして、新型コロナワクチンの予防接種のとき、小坂井さんの体に異変が起こりました。家族のすすめで四回接種した数日後のこと、朝食をとったあと、急に吐き気が起こり、玄関の靴を履くところで横になって倒れたのです。腰にも痛みが出ていました。三〇分くらいしたあと、運良く家族が小坂井さんを見つけ、急いで病院に連れていきました。検査の結果、背骨の歪みが強くなって腰椎の椎間板がかなり狭くなっていました(写真1)。これが原因でしょうと、安静にするようにと医師から言われ帰宅しました。

帰宅後も、腰から背中、足と痛みが強くずっとベッドに横になっていましたが、トイレだけはなんとか自力で杖をついて行き来していました(写真2)。

もうだめか……。終焉は近いのか……。小坂井さん本人も家族もそう感じたそうです。

小坂井さんは二週間ほど寝込んでいました。その間も、トイレだけは杖をついて自力で頑張っていました(写真2)。もし寝込んだままがずっと続くようなら、施設への入所も視野に入れようと家族は考えていましたが、そんな折、出張骨盤調整を受ける機会ができ、一日二回の施術を受けることになりました。

高齢になると、腰椎の椎間板軟骨の水分がだんだん少なくなって、椎間板のすき間が狭くなり、姿勢も縮み、背骨も歪みます。猫の

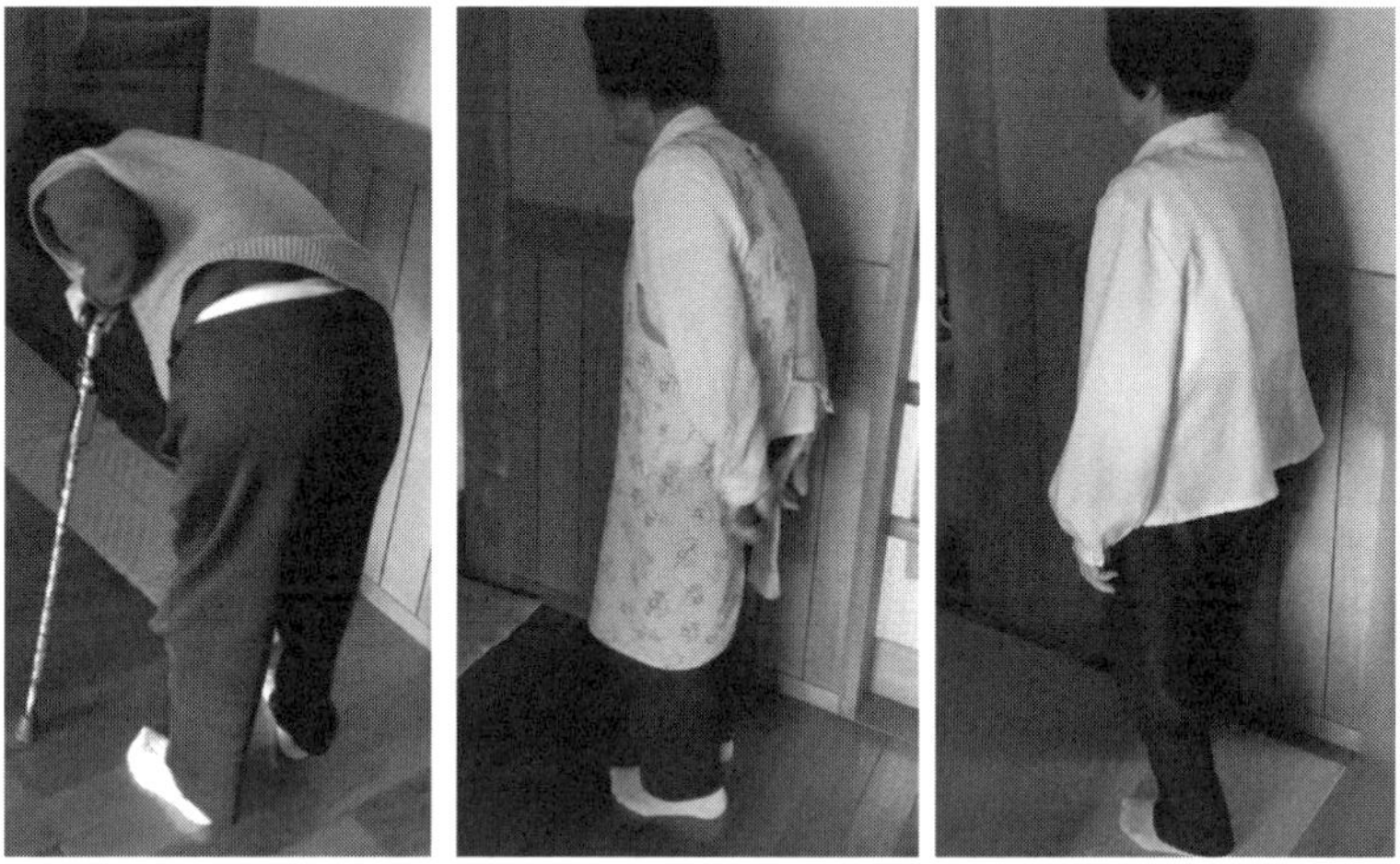

写真２

当初、杖をついてトイレに向かう小坂井さん。曲がった腰がだんだんと正常になっていきました。

左から2023年2月、5月、6月

ように背骨が丸くなることもあれば、背後から見ると松の木のように「く」の字になるパターンもあります。その原因を整体的に考えると、背骨の老化による筋肉の萎縮《コリ》と歪みです。いわゆる老化性筋萎縮というものです。それがもとで、背骨の隅々に血液リンパの流れが悪くなり、背骨への栄養や酸素の供給が阻害され、椎間板軟骨の水分が減少して背骨間が狭くなり、背骨を支える筋力も弱くなります。筋肉や骨への栄養や酸素不足が起こると、骨粗鬆症へとすすんでいきます。もし、転んだ拍子に打ちどころが悪いと骨折します。肋骨なら肋骨骨折、背骨なら圧迫骨折、股関節なら股関節部の骨折です。背骨の圧迫骨折は、胸椎11番から腰椎1番までの間が多く、背骨の構造上、もろくなりやすいところです。

二〇二〇年の不要不急の外出禁止期間は、

多くの人が筋肉、骨密度の低下傾向にあったのではないかと筆者は思います。高齢者の骨折の治療は、整形外科では、痛み止めの薬と安静にすることが多く、背骨の圧迫骨折がひどい状態であれば、セメント手術や金属プレート固定といったものがありますが、いずれもその後の生活は、体の動きが制約されます。できれば手術はしたくないのが本音でしょう。

骨折すると、骨折部は骨の癒合が始まり、それと同時に筋肉もしだいに萎縮して固まります。そして、患部の安静、コルセットによる固定が長期にわたると患部の筋肉に廃用性萎縮が起こります。廃用性萎縮とは運動不足がもとで筋肉が萎縮することです。年配の方は老化性の筋肉の萎縮もあり、そこに骨折療養中の廃用性萎縮が重なると、健康へのダメージが大きいと考えられます。

コリとは筋肉の萎縮のことですが、筋肉の萎縮の原因は疲労だけではありません。小坂井さんのように老化性萎縮、廃用性萎縮もあります。このコリについては2章で詳しく解説したいと思います。

小坂井さんの場合は、老化による老化性筋萎縮と骨折療養による廃用性萎縮のダブルの筋萎縮が強く現れたものでした。整体施術師、筆者が気になったところはそこでした。このような場合、骨盤から攻めて施術するのではなく、まず、背骨の筋肉の萎縮から骨盤へと施術調整を行います。

八〇代の小坂井さん、骨盤調整を受けると全身がフニャッと緩むので、その反動でだるくなったり眠くなったりといった改善反応が出ました。いわゆる反動です。小坂井さんの持病は糖尿病で血糖値が高め。その持病は、整体術からみると左の背中の筋肉が強く萎縮

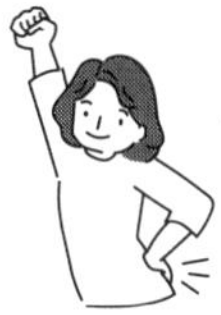

していることがよくあります。これを整体術の観点から見ると、左の胸椎部に圧痛点が現れます。小坂井さんの背中もそうでした。そこを施術調整するとコリが体にズンと響く感じになります。その部位をほぐしていくことで血液中の濃度が一定に保たれるようにインスリンというホルモンを分泌する膵臓が刺激され、膵臓機能が促されていきます。症状と歪みの病理論については2章で述べます。

とにかく骨盤から全身にわたる調整を繰り返したことで、徐々に小坂井さんの細胞組織に自然回復力が働き、左の腰、左の脚の痛みがだんだんと軽減して、背すじも伸びて歩けるようになりました。八〇歳を超えた体のコリと歪み、そこに上書きされたような骨折療養の廃用性萎縮を、骨盤調整で解きほぐしていきました。それから三ヵ月後、背骨と腰が伸びてきたのは、小坂井さんの自然回復力にほかなりません。

症例体験談を二つ紹介しました。つらいところや痛いところをラクにしていく改善系整体術骨盤調整。次の章で、コリや歪みについてのメカニズム、そしてつらいところや痛いところについてのメカニズムも、なるべくわかりやすく解説していきたいと思います。

市川式骨盤調整・整体術

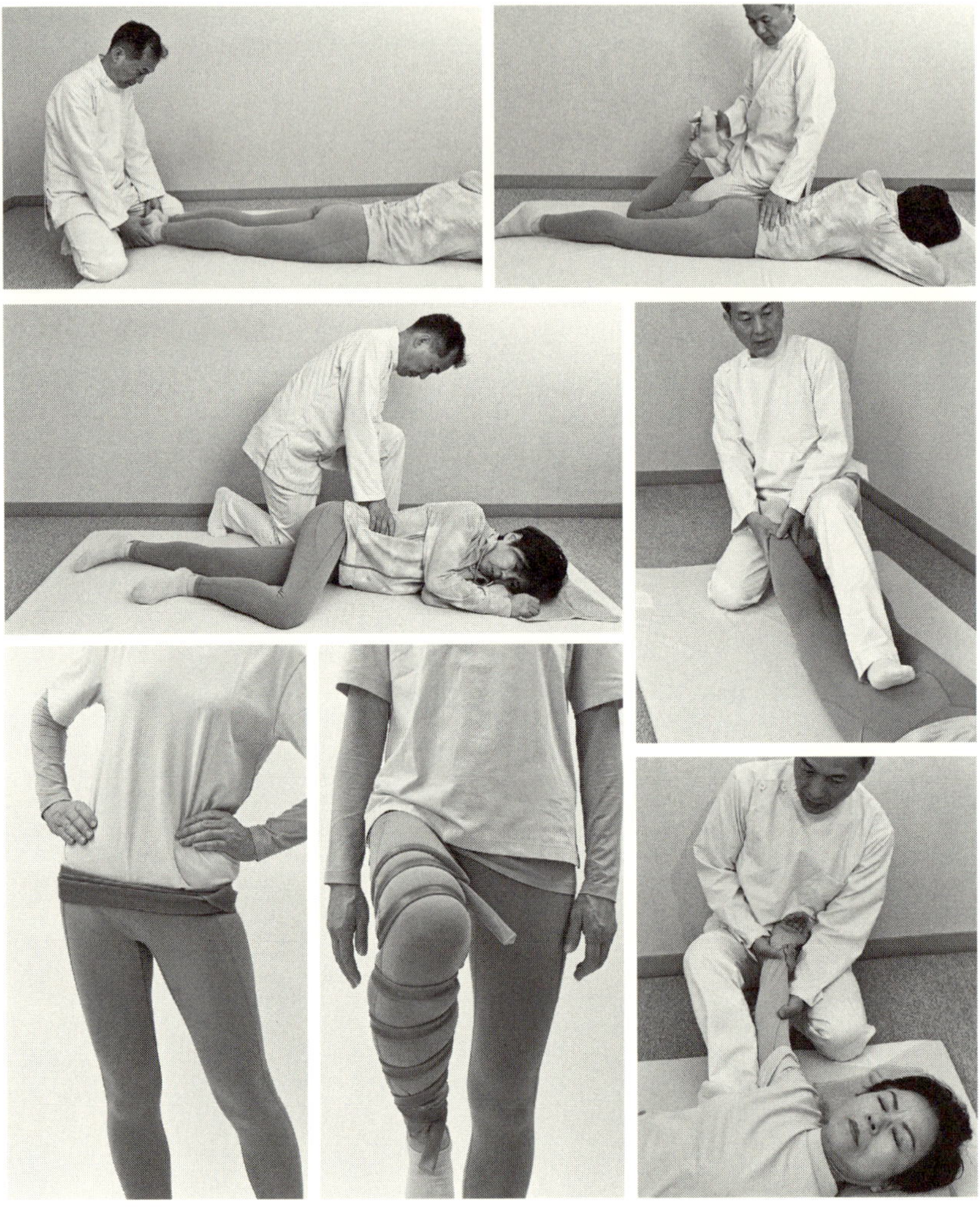

2章

つらいところ痛いところがラクになる整体術のメカニズム

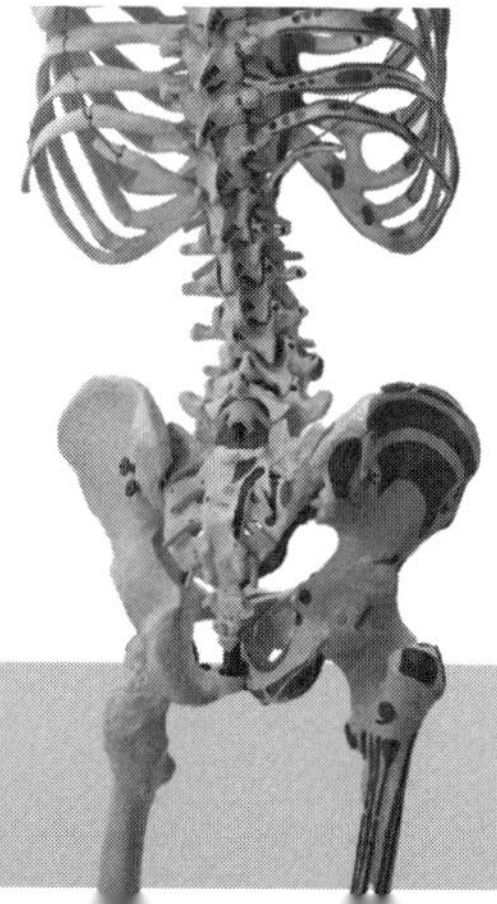

1 ほぐして整えるとラクになる そのメカニズムとは

①

ズバリ〝ほぐせばラクになります〟

2章ではなぜ療法系の整体マッサージでつらいところや痛いところが改善するのか、その理由をお話しします。

よくある質問に、改善系の整体マッサージの施術でつらいところや痛いところがなぜよくなるの？　それは自然回復力が働いたからです。自然回復力とは何か？　筋肉と骨格のポジションが年齢相応に整ってきたことです。その根拠は、筋肉の萎縮《コリ》、歪み、ズレ、圧迫が軽減し、血液とリンパの流れが良くなり体の機能が促進されたからです。

つらいところや痛いところがよくなる改善系の整体術、骨盤調整をひと言でズバリいいますと、

〝歪みからほぐしていけば
つらい体はラクになる〟

ということになります。

それでは、整体的な説明をいたします。

コリ固まった筋肉をほぐして同時に歪みを

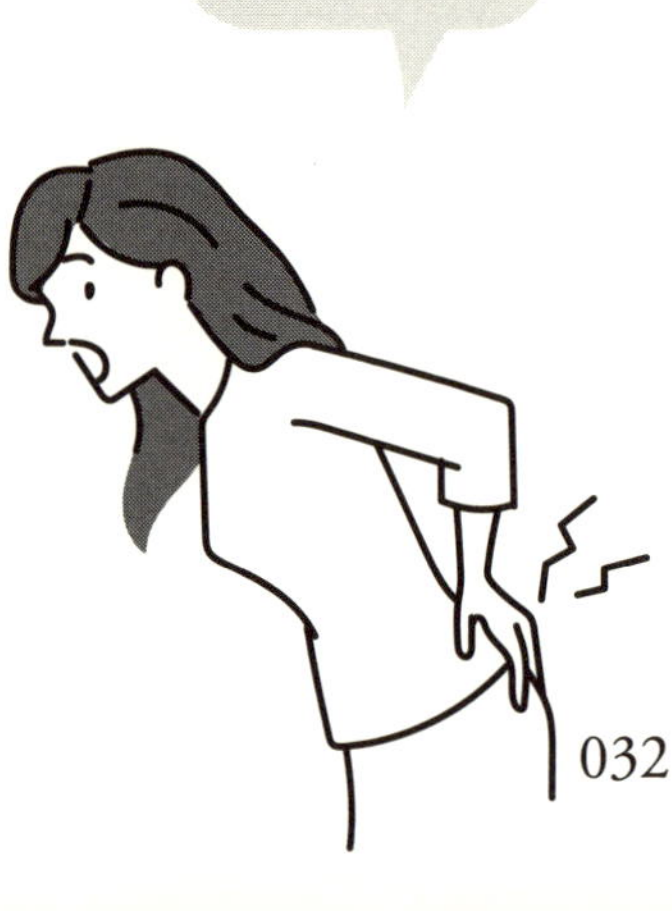

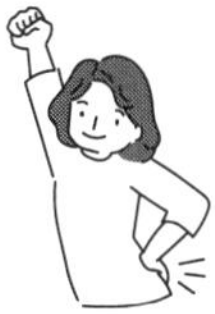

整えていくことで、つらいところや痛いところがラクになります。その理由《わけ》は、血液リンパの流れが良くなってきたからです。

　コリとは筋肉の萎縮のことです。筋肉の萎縮にも軽・中・高のレベルがあります。この萎縮をほぐしていくと、今まで血液リンパの流れが良くなかったところが改善され、細胞への酸素栄養の供給がスムースにいきわたり、コリの領域に溜まっていた老廃物が流れ出ていきます。ここまでがほぐしの段階。整体術は、次のステップを考えます。それは歪みとズレを整えていくこと。具体的には、筋肉のライン、骨格のラインが、年齢相応の元のポジションに整っていくことです。年齢相応とは、老若男女、体型体質、職業、皆それぞれ体のコリ歪みは違います。ほぐすことと整えていくこと。その二つの操作によって、筋肉の萎縮がほぐれ、滞った血液リンパの流れが促され、重たかった体がラクになっていきます。これが整体術の基本理論です。市川式骨盤調整では、体の歪みがなるべく自然に調整されていくよう無理のない施術を心がけています。誰しもがもっている自然回復力。その基礎となるところは血液リンパの流れを促すこと。整体術でコリ歪みから筋肉骨格ラインを整えて血液リンパを促していきます。血液リンパの流れが良くなれば、疲労の回復、筋肉や臓器の機能回復と促進、つらいところや痛いところもラクになっていきます。ただし、どんなつらさ痛みもラクになるわけではありません。原因が、コリ歪みによるものが対象です。

　自然回復力は、あん摩指圧マッサージの施しでも促進されます。整体術では、ほぐしだけでなく、歪みがあれば歪みを整え、関節の

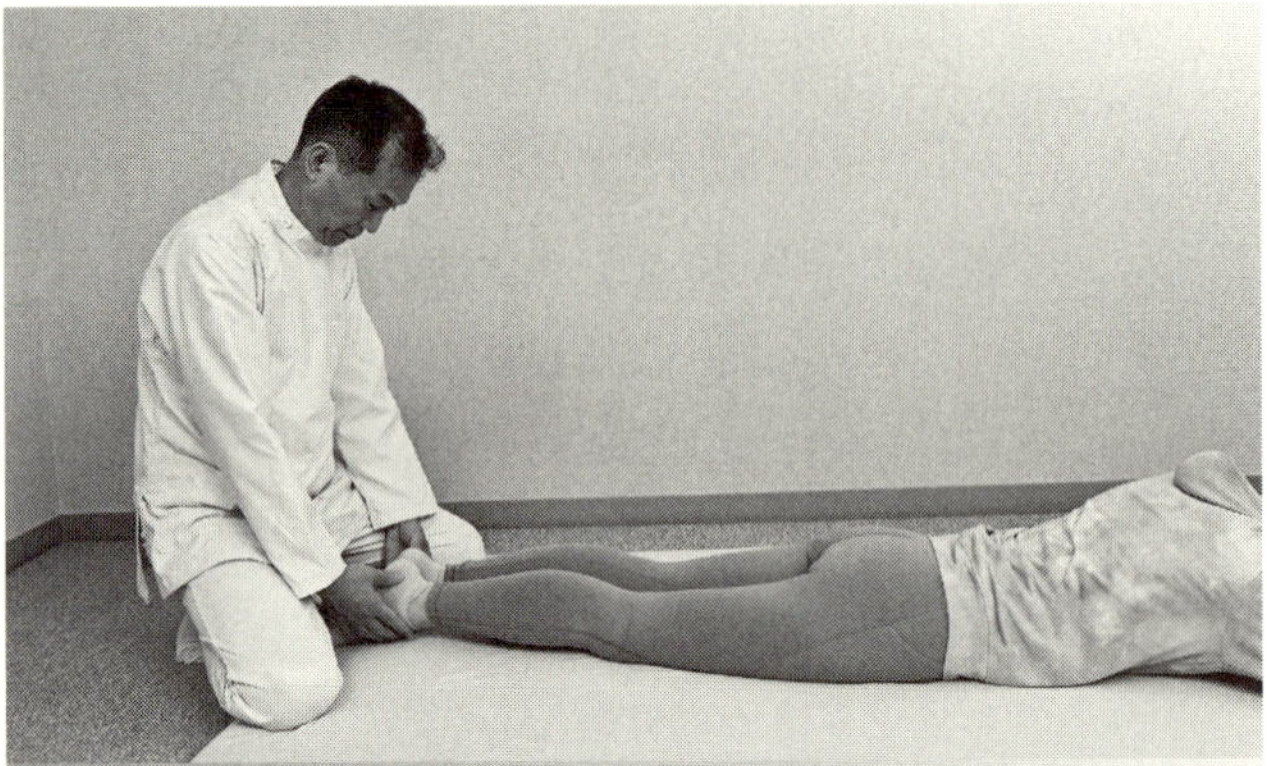

写真１
骨盤の歪みをチェック
足の長短をみる。

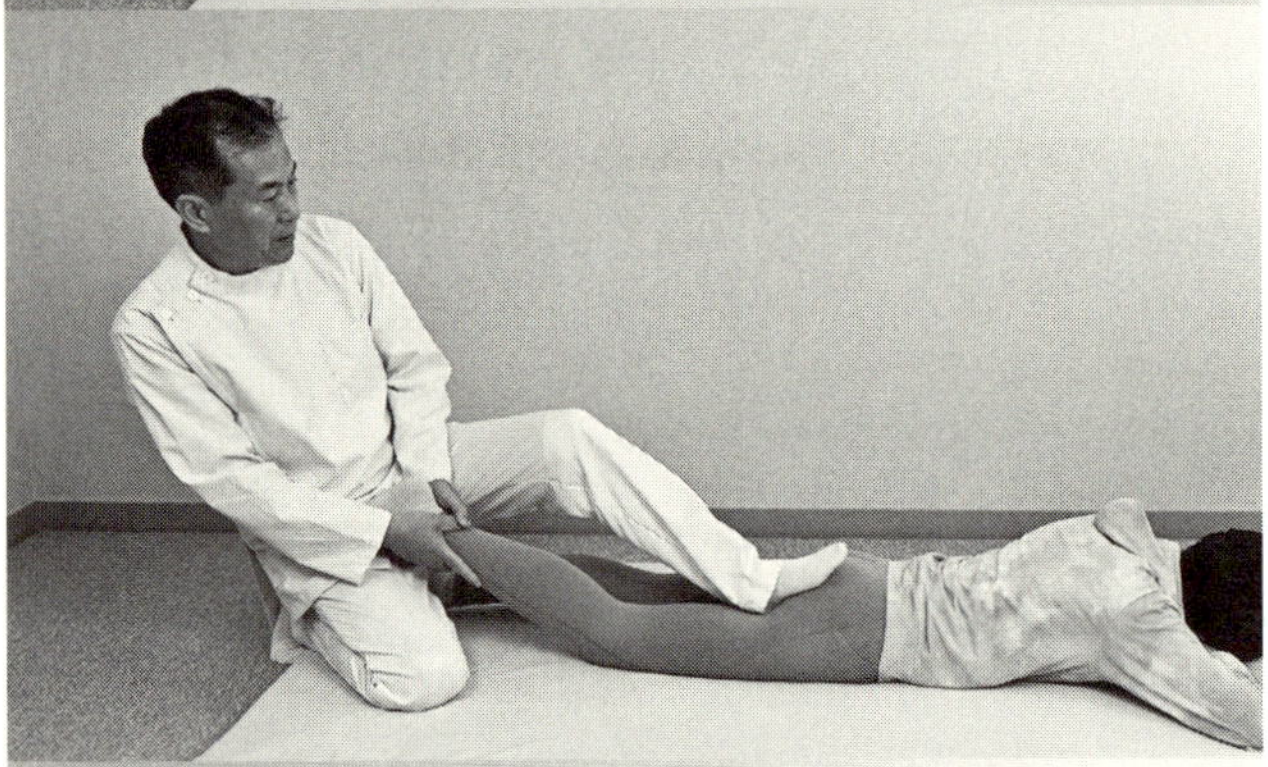

写真２
骨盤の筋萎縮の緩め
坐骨の押し上げ

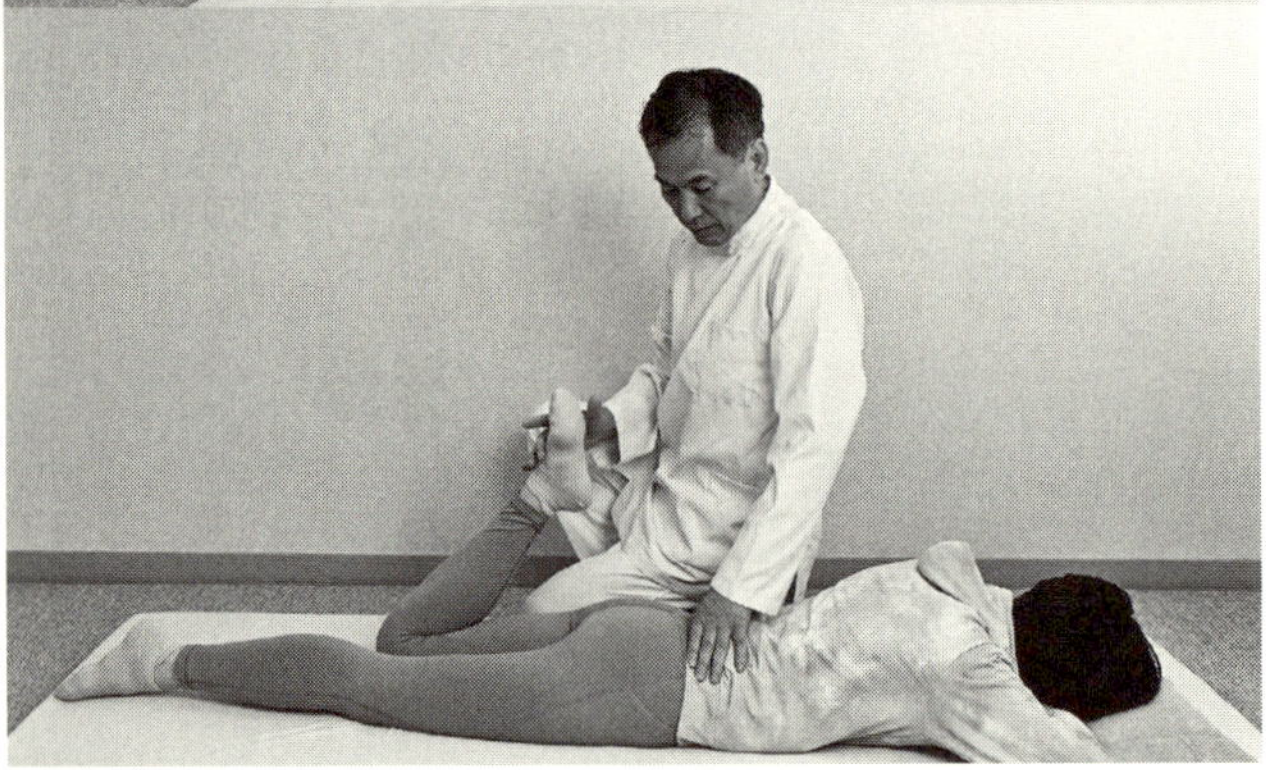

写真３
仙腸関節・腰部の緩め

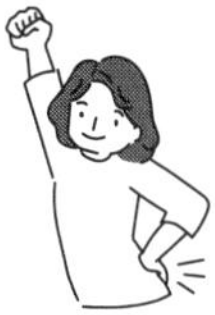

ズレがあればズレを整え、筋肉や神経の圧迫があれば圧迫を整えていきます。

ここで自宅でも家族の方に施せる技術を紹介します。

写真１：踵の位置をみて足の長短を調べます。たいてい踵の短いほうの骨盤の筋群が委縮しています。

写真２：坐骨に術者の足裏を当て、息をはきながらゆっくり骨盤を加圧します（二〜三回）。

写真３：腰椎５番と仙腸関節部に母指を当て受け手の足首をゆっくりまわします。

以上の施術法はあくまでほぐす程度のもので、それ以上はプロの領域になります。

それでは次に、つらいところや痛いところがラクになるとうメカニズムは何か？　それについて整体術の立場で説明いたします。

② つらさ痛みがラクになる理由《わけ》

１章の丸岡さんの症例体験談をふり返ってみてみましょう。

丸岡さんは椎間板ヘルニアでした。腰椎が何らかの物理的原因で椎間板軟骨に負担がきてしまい、椎間板が潰れてヘルニアになり、そのヘルニアが神経を圧迫して右臀部や下肢への痛み、イヤな冷え感が起こりました。そこまでが西洋医学的な説明です。整体術では、歪み、ズレまで考えています。

丸岡さんの場合は、骨盤の歪み、仙腸関節のズレがあり、それを骨盤から調整したことでしだいに症状が軽くなっていきました。そこでちょっと疑問が湧きます。丸岡さんは特に転んだわけでもないのになぜ歪みズレが発生したのでしょうか？

丸岡さんが椎間板ヘルニアを発症したきっかけはボールプールでした。

ボールプールは激しい衝撃はないのですが、変則的な動きが腰椎への負担となって、慢性的に歪んでいた腰椎にダメージとなったのです。通常、関節というのは動く機能がありますが、ボールプールのような変則的な動きが腰に加わると、もともとあった腰の歪みがロックしたようになり、それが神経を刺激して違和感を覚えてくると、筋肉がだんだんかたくなり血液リンパの流れが悪くなっていきます。整体術では術者の手の平でコリ歪みを感じとり、施術していきます。しかし、ガッチリ固まったヘルニア腰部の組織は簡単にはいうことを聞いてはくれません。歪みまで整えていくには継続的に施術していくしかありません。やがてそれらがほぐれてくると、深部まで血液リンパの流れが良くなり、神経の圧迫が開放されて痛みがラクになっていきます。

丸岡さんが車の乗り降りがラクになったのも、関節の動きがラクになったからです。

日頃腰が重い程度の人であれば、筋肉の萎縮をほぐすことでラクになっていきますが、慢性的な筋肉の萎縮と歪みがある人の場合、継続的な施術、継続的なゴムバンド運動も必要となります。ゴムバンドについては後述しますが、コリと歪みは人間である二足直立歩行の宿命ともいえます。

わたしの長年の整体経験から、これまでいろんな症状の方に骨盤調整で施術をしました。その経験から、つらさ、痛みは、筋肉の萎縮となるコリ、左右アンバランスの歪み、関節のズレ、筋肉神経の圧迫です。コリ、歪み、ズレ、圧迫という四つの要素は各々が個別にあるわけでなく、複雑に立体的に交差し

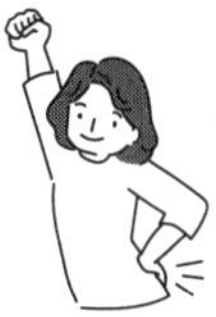

ていることが多くあります。ここでコリ、歪み、ズレ、圧迫とつらさ痛みの関係についてまとめてみました。

- **筋肉の萎縮《コリ》が強くなったことでつらさと痛みが生じる**
- **血液リンパの流れが悪くなると老廃物が過剰に溜まり、つらさや痛みが生じる**
- **背骨の歪みやズレによって神経が圧迫されたことでつらさや痛みが生じる**
- **関節の周囲の靭帯や腱が強く萎縮して締めつけられてつらさや痛みやしびれが生じる**

ただ、人は生きている以上、コリ、歪み、ズレ、圧迫というのは、誰でも起こりえます。

③ しびれの原因

しびれの原因は西洋医学的にもさまざまありますが、西洋医学の検査で原因がわかる場合は医療機関で手当を受けていただくことをおすすめします。

整体的なしびれの原因を述べますと、コリ、歪み、ズレ、圧迫のうち、圧迫が主な原因です。

- **血管、リンパ管、神経が圧迫を受けていることでしびれる**

しびれを整体的な手段で改善するためには圧迫をラクにしていくことです。

まず長年の整体術の経験から、しびれの症状というのは、痛みの延長線上に現れることが多いようです。

以前、頭部を手術した男性が来所しました。手術後、片目の周りの筋肉が麻痺したようにしびれていると訴えていました。しびれは一回二回ではよくはなりません。わたしは、まず骨盤から全身を整え、続いて頭部への血液リンパの流れを促すために、胸鎖関節、肩甲骨周辺の調整を施しました（写真1・2・3）。

このように整体術では、個も全体のひとつと考え、全体から患部をラクにしていくのです。繰り返し男性は受療に来られたので、目の周りの筋肉が少しずつラクになり、しびれ感もだいぶ薄らいできました。

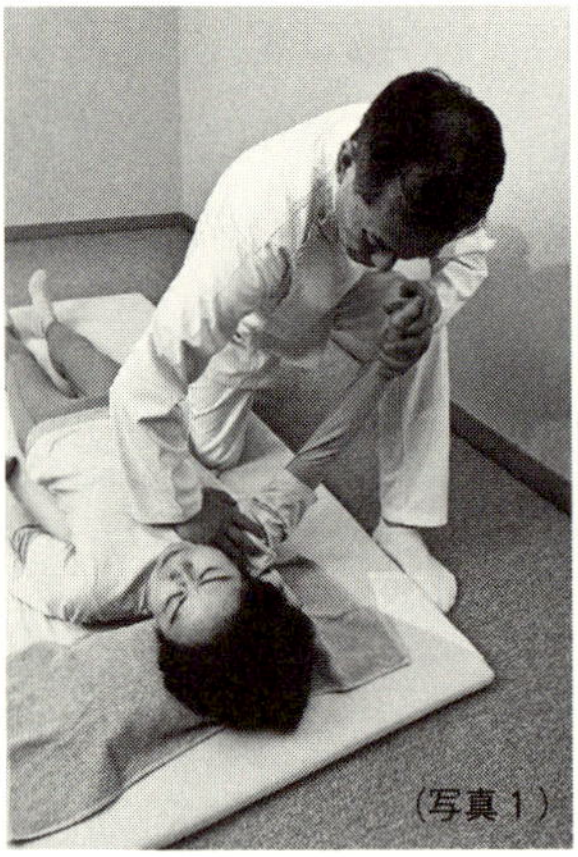

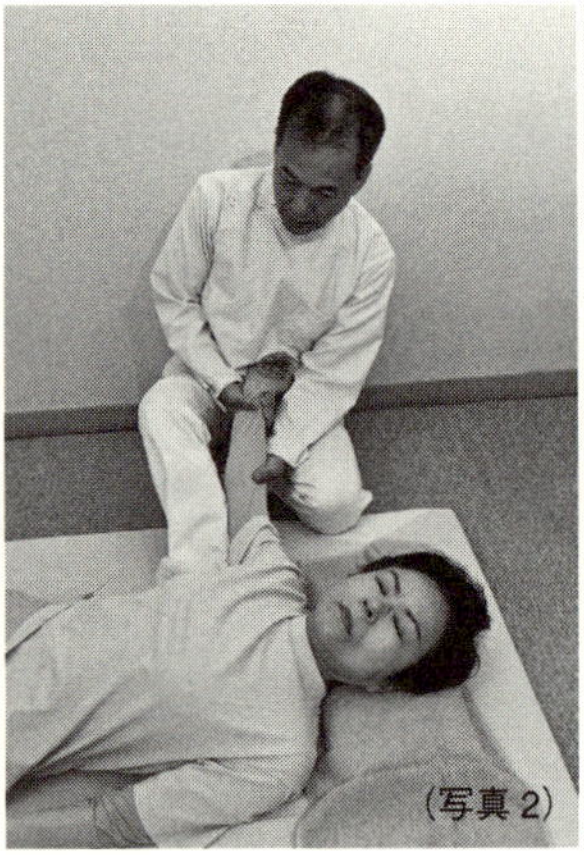

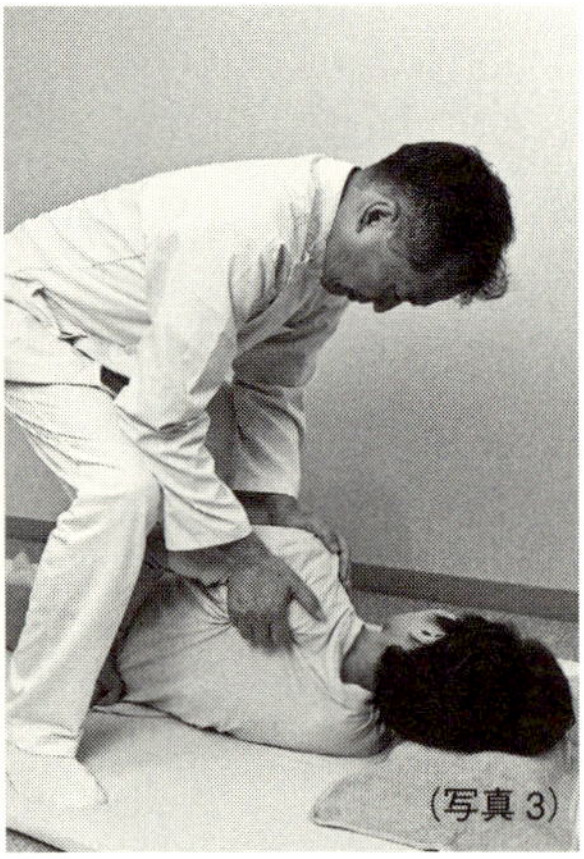

写真１、２、３　頭部への血流を促すための胸鎖関節と肩甲骨の調整

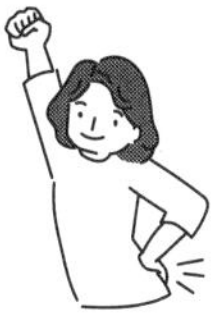

④

揉み返し・反動は眠っていた慢性的なコリが原因

コリ固まっている筋肉をほぐしていっても、すべてがたちまちラクになるわけではありません。逆に、眠っていたつらさを呼び起こすことがあります。それが、あん摩指圧マッサージでいう改善反応の〝揉み返し〟です。整体の分野では〝反動〟と呼ばれる現象です。

揉み返し、反動というのは一時的な現象です。本人の自覚のないコリをほぐされると過去のつらさがわずかながら目覚めること。それが揉み返し、反動の原因になります。

自覚のないコリが目覚めるとは今までの生活習慣や仕事などで、ある部分の筋肉や関節を酷使したために、知らず知らずにコリ固まってしまい、無自覚のコリとなり、「眠れるコリ・眠れる歪み」の状態となります。それらは、部分的なものであったり、筋肉の一帯《ゾーン》になっていたり、形状はさまざまで個人差があります。

体表から触ると比較的固い筋肉のコリとなっていて、深く押すと痛かったり響いたりします。

揉み返しや反動は一時的な現象で、よくある症状が「眠くなった」「だるさが出た」「過去に痛めた傷の感覚がじんわり起こった」などです。

もうひとつよくある揉み返し反動には、整体マッサージを受けて身体がラクになると、本人が動きすぎて疲れがどっと出ることがあります。それも揉み返し反動の一つです。

⑤ 整体術の真髄は「コリ・歪み・ズレ・圧迫」をほぐして整えること

骨盤調整・整体術では、コリ・歪み・ズレ・圧迫がつらさ痛みの原因になると考えています。疲れた体の中には主にコリだけの人もいれば、コリ・歪み・ズレ・圧迫が複雑に存在している人もいます。

さて、コリ・歪み・ズレ・圧迫についてもう少し解説しましょう。

コリとは、筋肉の萎縮のこと。肩コリ、首コリといったように、筋肉が固くなっていることです。急性や慢性があり、月日が経った萎縮は慢性的なタイプになります。

コリの原因は、主に疲労の蓄積です。打身転倒などでも筋肉の萎縮が起こります。

コリには固さのレベルがあり、軽い、中程度、重いがあります。萎縮の中には緊張という筋肉の萎縮もあります。それは精神的なものが原因です。よく「緊張しないで」という言葉かけがありますが、精神的緊張がずっと続くと筋肉の萎縮の原因になることがあります。

歪みとは、体がアンバランスな状態のことを意味します。左右の筋肉の萎縮度が違うこと。体のセンターラインが歪むことです。骨盤だけに着目して左右違っていれば骨盤の歪みといいます。

ズレとは関節のズレを意味します。関節のズレとはわずかな位置的ズレ。一般的には見分けがつきにくいです。このズレもコリや歪みと相関関係にあります。関節のズレには、骨盤の仙腸関節のズレ、背骨の関節のズレ、手足の関節のズレもあります。なかにはズレの原因は、本人が感じないままにズレている無自覚的なズレもあります。例えば、長年の悪い姿勢によって腰椎や頚椎の一部がズレることもあります。他に外力によるものとしてむち打ちによる頚椎のズレ、突き指による指関節のズレ、捻挫による足首のズレなどいろんなパターンがあります。

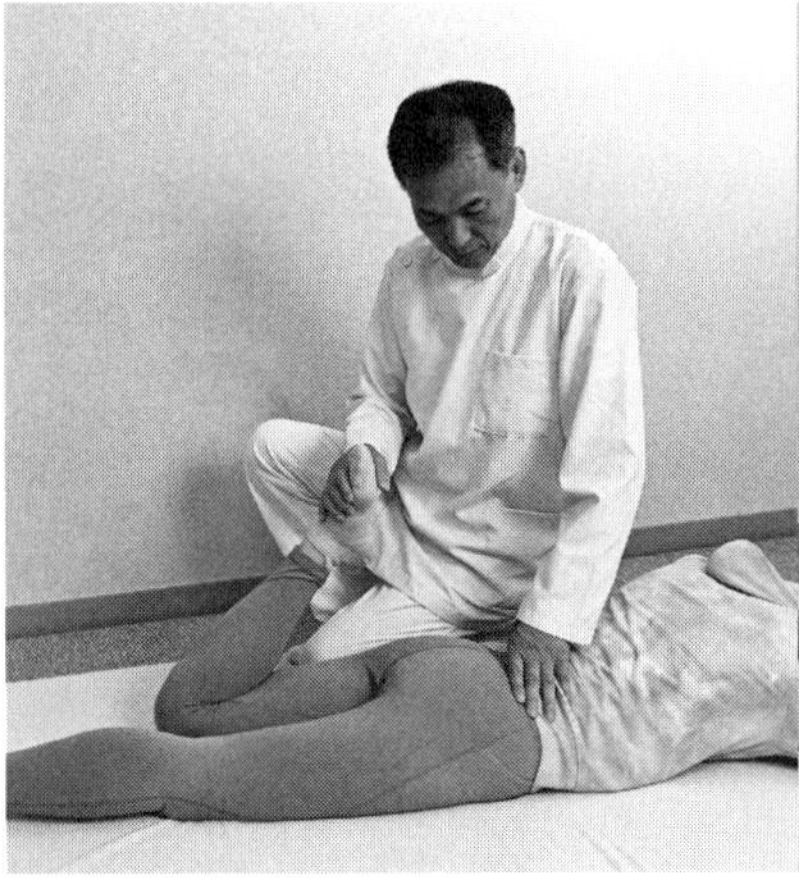

写真１　骨盤の仙腸関節の緩め

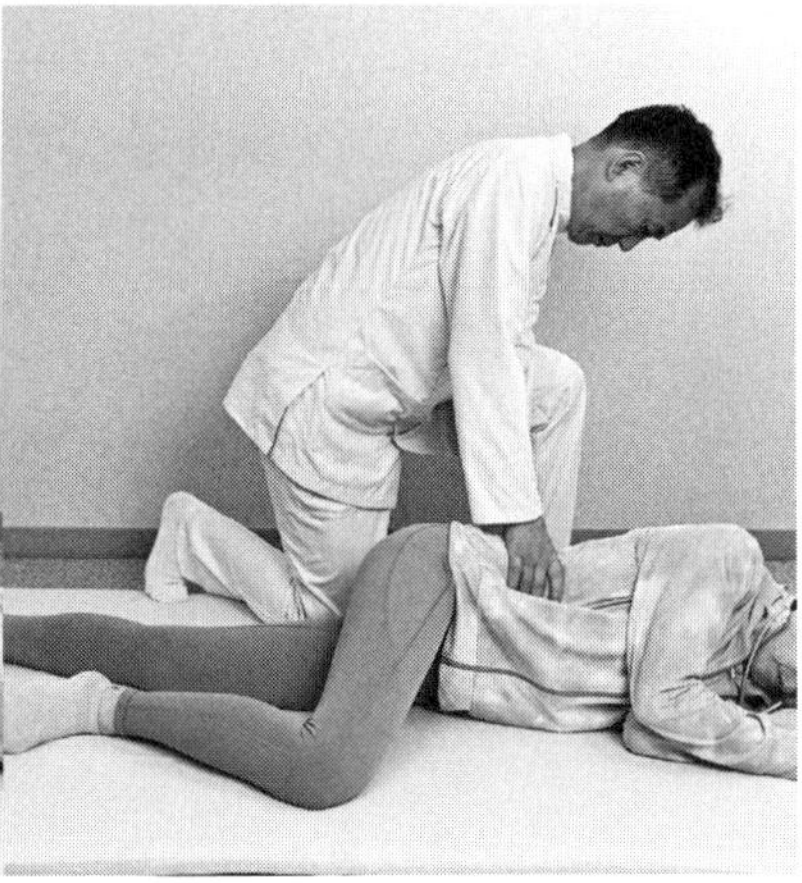

写真２　腰部の緩め

圧迫とは、筋肉の萎縮によって神経や血管が圧迫されることです。それ以外にも、歪みや関節のズレで筋肉や神経血管などが圧迫されるケースもあります。骨盤調整の施術体験談の丸岡さんの症状も圧迫とズレが主な原因でした。西洋医学では、脊椎間から伸びている神経がヘルニアにより圧迫されたために痛みやしびれが起こるといわれています。整体術では歪み圧迫論が加わります。圧迫は体の中でも体表から奥の位置にあるので、体表から触ってもわかりづらいのが特徴です。

コリ・歪み・ズレ・圧迫をみながら施術を行っていくのが筆者の骨盤調整です（P41写真1・2）。

このコリ・歪み・ズレ・圧迫の考えは、あん摩指圧マッサージ専門学校で習った解剖学、生理学、病理学、臨床医学などの基礎医学が背景にあります。そして骨盤調整の考案者五味先生の門下生で学んだ骨盤調整理論と技術、それらが筆者の手技の基礎となっています。

軽いコリ程度であれば、軽い運動、ストレッチ、ヨガ、バレエ、ピラティスなどのリラックス系の姿勢を伸ばす運動でもラクになります。

当施術法では、ゴムバンドを使うと、自宅で簡単にコリ歪みをラクにすることができます。

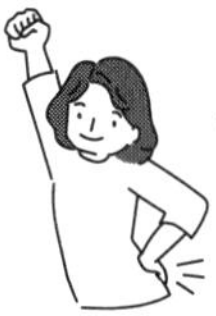

2 〝むくみ〟メカニズムがわかると不安が減少！

次に女性の身近な悩み〝むくみ〟とは何か？を整体術の立場で解説いたします。

ズバリいうと、

むくみとは、血液が末端に流れてかえりが悪い状態。

ここでのむくみは〝疲労によるむくみ〟を指しています。

むくみは、足や脚だけでなく顔も出ます。

ここでは足のむくみで解説しましょう。

足だけを揉んで押して叩いてもむくみはイマイチ変わりません。それはなぜかというと、下肢全体の血行が問題だからです。

簡単に解説しますと、心臓から出た血液が抹消の足先まで運ばれ、下肢全体の組織細胞の隅々まで栄養が行きわたり、細胞から不要となった二酸化炭素や老廃物を回収し、静脈を通じて心臓に帰ります。心臓でいったん肺に血液を送って肺でガス交換をして二酸化炭素を排出して酸素をもらい、きれいな血液にして心臓に戻して抹消に血液を送っていきます。血液は、おおよそ一分で全身を巡っています。血液循環とは、これを繰り返している

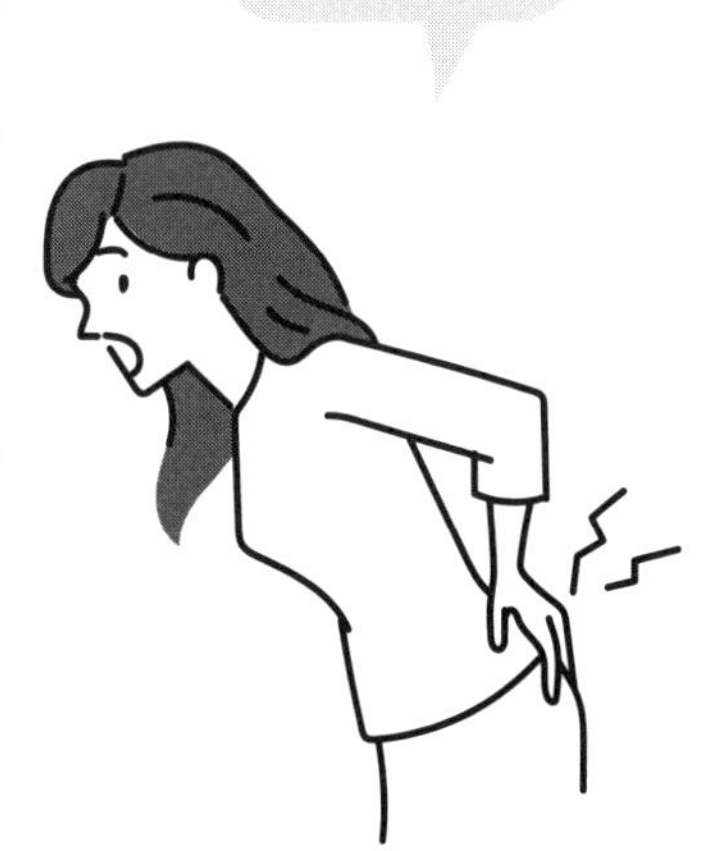

のです。

むくみを理解するためにリンパの流れも大切です。

リンパの流れは末梢から心臓に向かっていくルートしかありません。血液は心臓から末端に行き心臓に帰る往復ルートがありますが、リンパの流れは末端から心臓に帰るルートのみです。このことを意外と皆さん知らないようです。すなわち、リンパの流れは血管の静脈管と同じ方向に流れているのです。

足のむくみは、足から心臓に向かう静脈血とリンパ液の流れがよくない状態です。もちろんむくみの中には病的なむくみもあるので、ここでは単純血行不良からくるむくみを解説しています。

リンパマッサージは心臓に向かって流れを促すように手のひらを使って擦っていきます。これを「求心性の施術」といいます。整体術でも、こういった体のメカニズムがわかると、施術の技が少しずつ理解できます。

むくみ改善法は、足から下肢全体をほぐすことがポイントです。

椅子に座って足首まわし、足の指を一本一本まわす。そこでゴムバンドを使うとさらに効果的です。ゴムバンドを足に巻いて二～三分で取るだけ。さらに加えて、脚のゲートル巻きも効果的です。ゴムバンドの巻き方については3章、4章でご紹介しています。

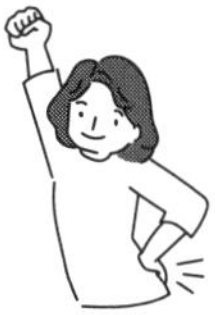

3 人にはもともと歪みがある

読者の皆さま、鏡の前でまっすぐ立ってみましょう。左右の肩のライン揃っていますか？　どちらかの肩が下がっている、もしくは上がっている。そうなっていたら、あなたの体に歪みがある証拠です。

次に、座ってみましょう。頭を右へ傾けてみる。左に傾けてみる。首すじの突っ張り感はどうでしょうか。多くの方は右の首すじに突っ張り感が強いと思います。これは首のコリです。もしかすると頚椎の歪みもあるかもしれません。首コリの原因は、右利き、字を書くときすぐに力むクセ、パソコンのマウスが右、右耳でよく電話をするなどがあげられます。

続いて立ってみましょう。片足立ちで立ってみます。右足で立つ。左足で立つ。どちらかの足元がグラグラするようであれば、そちらの骨盤の歪みがある証拠です。

え！　肩の歪み、首すじの歪み、片足立ちでグラグラだ、骨盤の歪み！　一つだけじゃない、わたし三つも歪みがある！　ガッカリしないでください。

体の歪みについて解剖学的にお話しすると、人にはもともと多少なりとも体の歪み

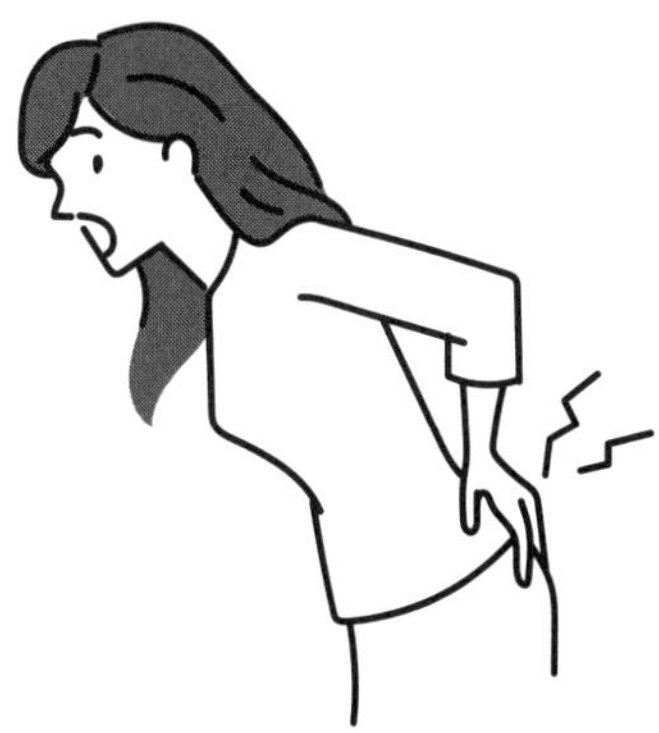

があります。生まれつきもともとあるのです。ご心配なく。左右シンメトリーにピッタリまっすぐという人はいないと思ってください。なぜなら、体のセンターラインである正中線で人体を分断した場合、臓器が左右シンメトリーではないからです。心臓はど真ん中にあると思いきや、実は、心臓は左寄りに捻れたポジションになっています。腎臓も左右同じ高さかと思いきや、右の腎臓のほうが左より低いのです。重みのある肝臓は右の肋骨に収まっています。すなわち人体は左右シンメトリーではないのです。そのため、もともと人体はわずかながら歪んでいるので、その歪みが著しくなってくると、あっちがコリこっちがコリ、そしてコリ固まり、左右の動きがちぐはぐになってくるのです。

もともと人体は二足直立の構造なので重力に負けて歪む宿命も持ち合わせています。歪んだ姿勢、決まった動作の習慣、打ちつけた、転んだなどの衝撃があれば、より体が歪んでいくことがあります。そのため絶対に左右対称でないといけないことはないのです。ただしもともとある歪みに疲労が蓄積され、歪みがさらに進行すると危険信号です。

それじゃあ、そのコリ歪みズレ圧迫はどうしたら整体できるのか？　そのお話になると施術技術の話になるので割愛しますが、コリ歪みがわずかあっても体の動きがスムーズであれば問題なく健康的といえます。

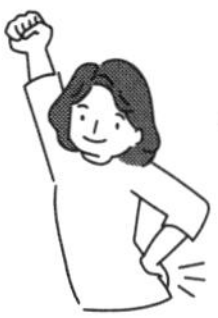

4 これを知れば病気の不安がやわらぐ「症状と歪みの病理論」

体のつらいところや痛いところの原因は、筋肉の萎縮すなわちコリ、そして歪み、関節のズレや筋肉神経の圧迫。これらが重なり合うことで、コリ感、つらさ、痛みが起こることを解説しました。これがわかっただけでも、体のつらさや痛みに対して、ストレスが薄らいで気持ちがラクになったかと思います。

整体術師はもともと特別な手をもったカリスマ的能力がある人ではありません。わたしが若い頃、整体師のイメージは?と、整体を知らない人に聞くと、仙人みたいな人という答えが多かった記憶があります。現に、わたしが若いときに骨盤調整の考案者、五味雅吉先生にはじめてお会いしたとき、白髪の高齢の男性で、見るからにカリスマ的存在だと感じました。わたしは五味先生の住み込み弟子になりましたが、実は五味先生の骨盤調整の技術は摩訶不思議な整体術ではなく、解剖学、生理学から考えられた技術だったことがわかりました。五味先生の骨盤調整理論は、

〝人体の構造をみると、土台が骨盤。土台が歪めば柱も歪む。柱とは背骨のこと。腰椎、胸椎、頚椎。そのため、骨盤を整えることが肝心である。土台の骨盤を整えるとは、骨盤

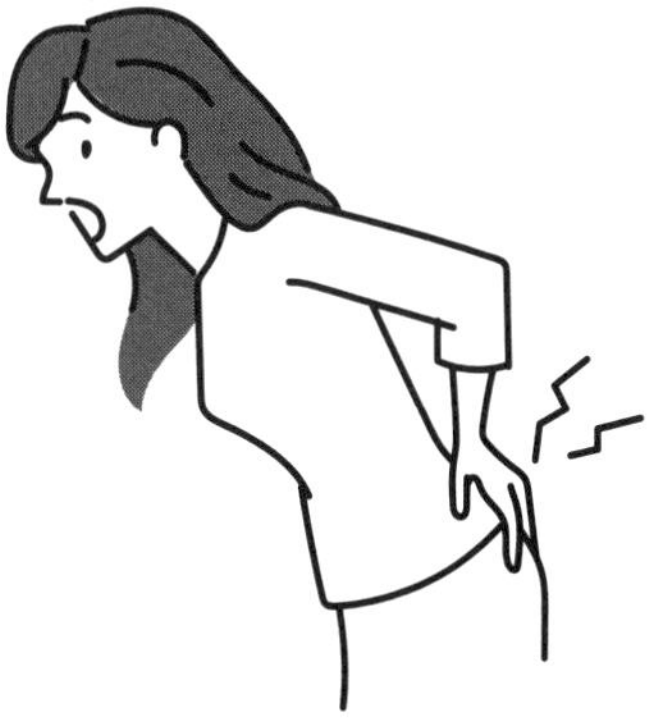

の仙腸関節のズレを整えていくこと。その結果、血液循環が改善され、つらいところや痛いところがラクになる〃という施術理論なのです。体の歪み、骨盤の歪み、つらいところ、痛いところなどの関係が今回のお話の「症状と歪みの理論」です。詳細に語ると専門的になって難しくなるので、わたしの整体術を受けた方の体験談をまじえてなるべく簡単に解説したいと思います。それでは、すすめていきましょう。

1章で紹介した椎間板ヘルニアの丸岡さんの骨盤調整体験談を用いてお話しします。

丸岡さんの症状は尾骨のあたりの違和感、右の大腿部、右膝、ふくらはぎ、足首へと次々違和感が広がり、右脚が氷水に浸したような感覚になり、それがだんだんつらく痛くなりました。整形外科での診断結果は腰椎の椎間板ヘルニアが原因でした。骨盤調整・整体術の整体病理論からみていくと腰椎の歪みと圧迫です。それと骨盤の仙腸関節のズレと周辺組織の硬縮。硬縮とは、萎縮のレベルが強いイメージです。そこに着眼して調整することで、骨盤から下肢への血液リンパの流れが良くなり、萎縮した筋肉がほぐれて、徐々に椎間板ヘルニアの症状が改善しました。さらに二人目の出産はないと医者に言われたにもかかわらず、骨盤調整に通って一年後には二人目のお子さんが誕生しました。骨盤、腰椎周辺のコリ・歪み・ズレ・圧迫をほぐして整えたことで、骨盤内の卵巣子宮の働きも同時に良くなってきたからです。卵巣子宮を支配する神経は仙骨から伸びています。骨盤の中央に仙骨があります。骨盤全体の歪みを整えていくと、仙骨の働きも改善し、その結果、卵巣子宮の働きが活性化して第二子の誕生に至ったのです。

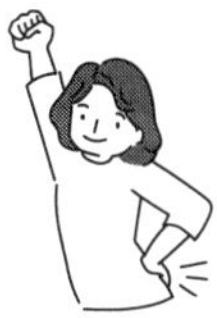

次は、胸椎7番と胃の関係についてお話しします。

背骨は上から順番に1番2番と数えます。頚椎は7個、胸椎は12個、腰椎は5個あります。胸椎7番は、左右の肩甲骨の最下部を結んだライン上にある背骨です（P51図1）。

背骨と背骨の間からは、神経が枝を出して末梢に伸びています。その神経の中に自律神経があり、臓器につながって臓器の働きを促しています。胸椎の7番の背骨も左右から神経枝が伸びていて、胃の働きを促す自律神経が支配しています。そのため、この胸椎7番が歪んでしまうと、自律神経の機能が低下し、胃の働きが十分に行われなくなり、食べすぎ・飲みすぎ・ストレスなどで胃もたれや胃酸過多、胃下垂といった症状になりやすくなります。その逆も考えられ、もしストレスなどで胃酸過多になったとき、胃酸が胃の粘膜を荒らしてしまいます。そのつらさや痛みが神経を通じて胸椎7番に反射され、胸椎7番周囲の背中の筋群がコリ固まっていきます。胸椎7番のズレが胃の働きを低下させるときもあれば、胃の調子が悪いために胸椎7番周辺の筋群がコリ固まって全体的な背骨の歪みになることもあります。

胃の調子がよくない方への施術は、骨盤から胸椎の7番ラインを調整し、特に胸椎7番の歪みを調整していきます。この調整という言葉ですが、施術の意味で、調整とは矯正よりやわらかいイメージです。

胸椎7番の神経の圧迫がとれてくると、胃の神経の働きが回復し、胃のコントロールが正常に調えられていきます。これを整体術でいう自然回復力といいます。わたしの整体経験の中でも、胃の調子の悪い人は、背中の胸椎の7番が歪み、そこを中心に筋肉がコリ固まっている人が多くみられます。

次に、耳鳴りとめまい。若い女性にもたびたび耳鳴りやめまいがある人がいます。

この症状の多くは整体術でいうと、頚椎1、2、3番の歪みです。ある会社員女性は二〇代のはじめから、左の耳鳴り、めまいにたびたび悩まされていました。三〇代になり、わたしの骨盤調整を知り定期的に受けるようになりました。頚部を触診してみると左頚部にゴリっとした筋肉のコリと歪みがみられました。その女性は継続的に受療されたことで、耳鳴りとめまいの症状が気にならなくなってきました。

このように、背骨の歪みと症状は、神経を通じて密接な関係があります。

解剖学の神経学系統には、背骨から神経が出ていることが医学的にわかっています。その神経は筋肉、皮膚、臓器を支配し各機能の働きを促しています。運動神経、感覚神経、自律神経。それらの神経と症状と背骨の歪みを結びつけて、「症状と歪みの病理論」がつくられたのです。

神経学はそもそも難しい学問ですが、同時に施術技術も難しいので、この一節を読んで、皆さん自分で整体のマネをしないようにしてください。ＡＩに「症状と歪みの理論」を教えていけば、もしかすると「アナタの症状は、背骨の何番が歪んでると考えられマス」と、将来ＡＩが判断できるようになるかもしれません。

次のページの図1に「症状と歪みの病理論」を紹介したので、参考にしてみてください。

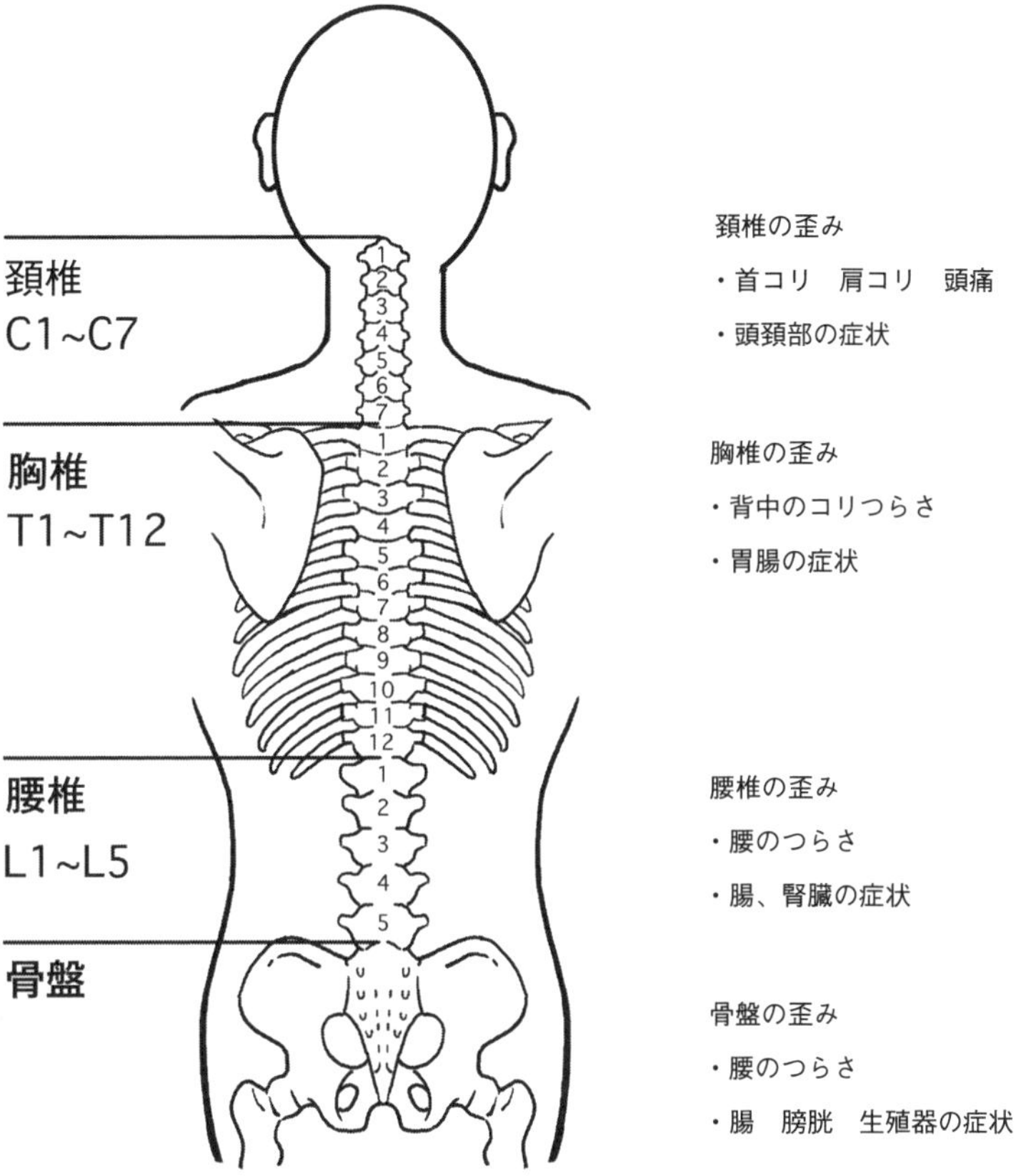

※整体術の施術は各機能の働きを少しでも促すためで、
特定の病気を治すためのものではありません。

図1 症状と歪みの病理論

5

自然回復力を促す三つの秘訣！運動・食事・睡眠

整体の施術効果を持続させるためには、運動、食事、睡眠が必要です。

骨盤調整・整体術を受けて家に帰ったら、整体効果をキープするために軽い運動を行うことが大切です。運動には、ストレッチ、歩く、腰をまわすなどいろいろありますが、その運動の一つとしてゴムバンド運動をすすめています。詳しくは3、4章で解説しています。

続いて食事。食事というより食欲です。食欲は、胃のほうから食べたいという願望が湧いてくるのが自然な食欲です。食べたいという欲求があるときは、物を食べると唾液がよく分泌され、パロチン、アミラーゼといった口内の分泌液によって消化吸収の働きを良くしてくれます。

次に大切なのが睡眠。施術でほぐし整えていくこと、体がほぐれて血液リンパの流れがよくなり、眠くなることが多いのです。この睡眠が一番の自然回復力です。筋肉の疲れは体をほぐして整えていくとラクになりますが、神経の疲れは睡眠をとらないとなかなかとれません。睡眠には体の老廃物をよく流してくれる働きもあり、美肌と密接な関係があるホルモンの働きも、良き睡眠で促されます。

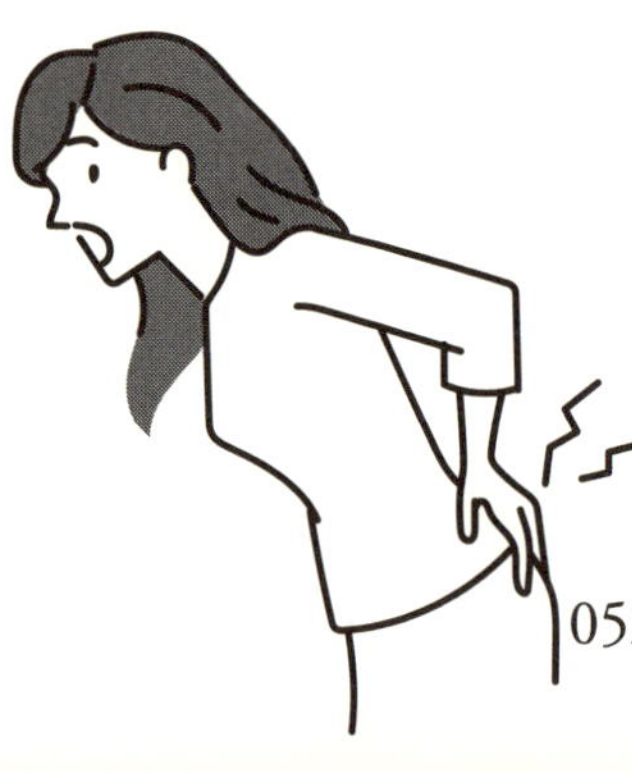

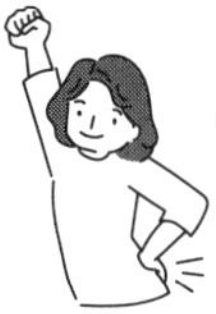

6 元気になる改善系の秘訣「ほぐし整える・温める・冷やす」こと

ときどき骨盤調整・整体術を受ける人から、「ほぐすこと、温めること、冷やすこと、どれが早く改善を促しますか?」という質問を受けます。それに対してわたしは「症状によって選ぶことが大切です」といつも答えます。

慢性的にコリ固まっているのならほぐして整えることが優先です。

当施術法ですすめているのがチューブ状のゴムバンド運動です。これを関節部にギュッと巻き、数分で取ります。すると、ゴムバンドの解放で血液リンパの流れがスーッと流れていき、老廃物を流し、酸素栄養の血液を多く供給してくれます。わたしは「バンド整体」といっています。ゴムバンドの作用と巻き方については4章で詳しく解説します。

次に、温めること。慢性的にコリ固まっているところを温めることでコリ固まっている筋肉が緩みラクになっていきます。日常で温めることが必要なのは、寒冷の環境で血液リンパの流れが滞ってしまうときです。夏のクーラーもそうですね。寒さで筋肉組織が必要以上に固くなると、血行不良が起こり、筋肉組織が縮んでかたくなり、器官にも溜まり、後々慢性的なコリの原因となることがあり

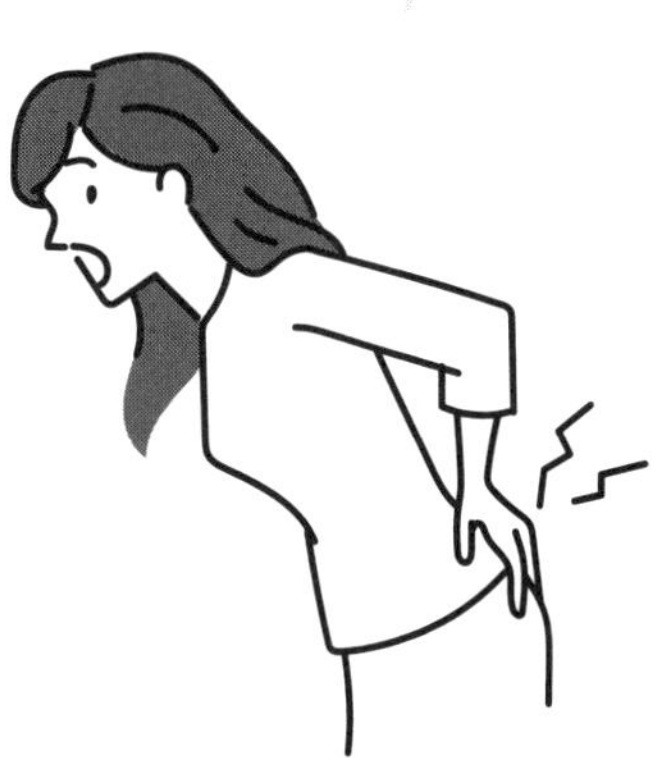

ます。寒いときは、血液リンパの流れが停滞しないように温めることが必要になってきます。銭湯やサウナ、岩盤浴は、日本の風土に合った形の体の温め法だと、筆者は思います。

次に冷やすこと。冷やすことが必要なのは熱感があるときです。例えば、打ち身や打撲、捻挫で腫れたときです。

また、暑さで体表がほてったときも冷やすとラクになります。ギックリ腰のような急性の症状のときも患部を冷やすとつらさがラクになります。急性の疲労などで体表にほてり感があるときは、冷やすことで体表の余分な熱が冷まされ、腫れ感が引きラクになっていきます。

もうひとつ、腫れ感のほかに膨張感というものがあります。これは何らかのきっかけで膜組織間に体液が溜まった状態です。首肩がパンパンに張っているといったとき、首肩の筋組織間に老廃物が溜まり膨張してパンパンな感覚になります。その時、よく熱感も伴うため、冷やしたほうがラクになることがあります。

簡単にいえば、熱感があるところは冷やす。冷やすことは、体の熱感を取り除くことです。

3章

女性の気になる体の各不調と改善法

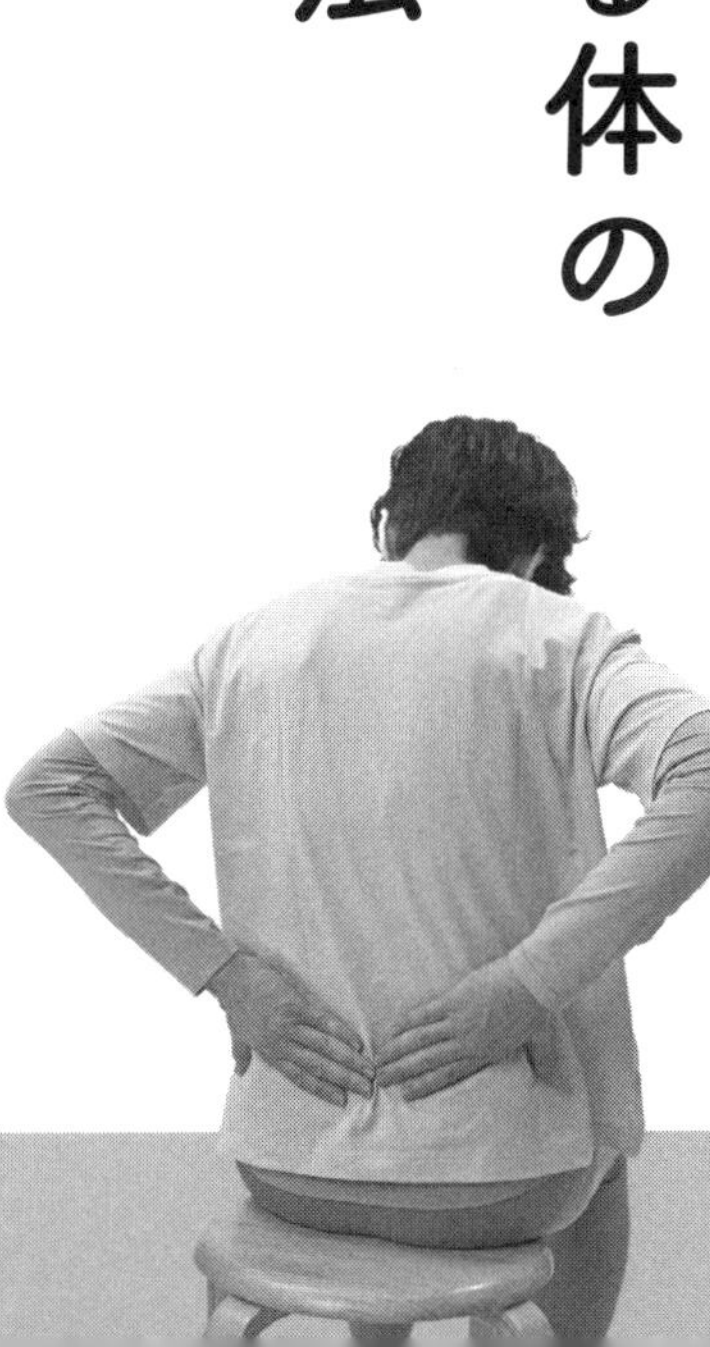

1 Point 1

腰痛・ギックリ腰・椎間板ヘルニア ゴムバンドで骨盤運動

腰痛・ギックリ腰・椎間板ヘルニアの原因を整体術の立場からみると、主に腰部から骨盤にかけての筋肉の萎縮と歪みが原因です。腰部と骨盤の歪みは、比較的、右へ傾く歪みが多く、物理的な歪みの原因は人それぞれ個人差があります。日頃の体の使い方、仕事時の偏った姿勢、過去に腰などを傷めたなどさまざまです。

　そもそも、人の体には歪みがわずかながらあります。なぜなら、臓器が左右対称でないからです。また、利き手も左右対称でないからです。人は二本足で立つため、その不安定さから体の歪みが起こりやすい構造をしています。もし、立つための筋力が衰えたらどうなるのでしょうか。モロに背骨と骨盤の骨に負担がきます。筋肉の衰えで骨への栄養や酸素の供給低下が起こると、椎間板軟骨にも負担が増して椎間板の弾力性が低下して、椎間板が狭くなってくる恐れがあります。中高年以降なら身長が縮む恐れがでてきます。また、骨に栄養や酸素が供給不足となれば骨粗鬆症という懸念もでてきます。特に、中年以降は、運動不足、慢性腰痛、年齢といったトリプルパンチで骨粗鬆症が心配になっていきます。

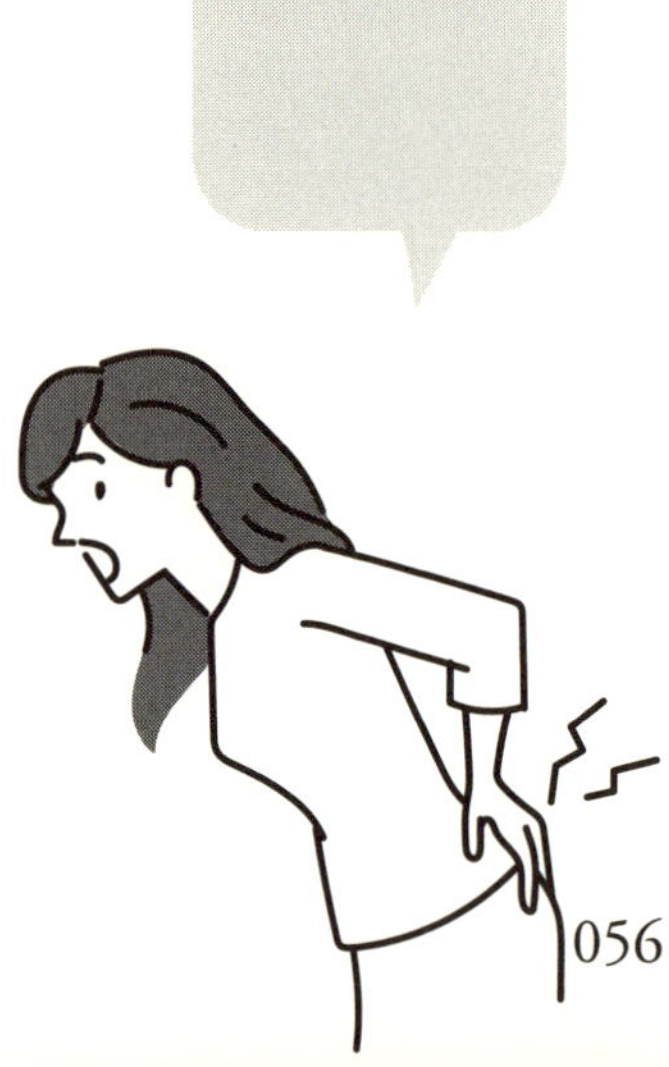

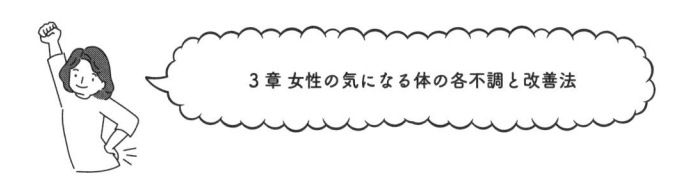

腰痛

整体術からみると、腰痛は腰部から骨盤の筋萎縮と歪みが原因です。腰部には腰椎があり、その周囲の筋肉疲労の積み重ねで筋萎縮が強く起こり、筋萎縮が強くなると血行不良の影響で腰痛になっていきます。人の姿勢や動きは、生活習慣上、構造上、左右対称でないため、腰にアンバランスな歪みが生じやすく、腰痛の原因になります。

骨盤には仙腸関節という関節があり、その関節はわずか動く関節ですが、年齢とともに仙腸関節の動きが減少し、習慣的な右骨盤負担の歪みによる傾向から、右側の仙腸関節の動きが悪くなるケースが多くみられます。仙腸関節の動きの悪さが顕著になると、右の腰部の筋肉がガムテープでガチガチに固められたようになり、腰全体の動きがぎこちなくなります。その影響で背中が固まって、首、頭まで連動していきます。ただし、この腰が固まる原因にも病的な原因が付随していることもありますので、その場合は病院での検査も必要です。

腰痛の延長線上に椎間板ヘルニアや狭窄症といった症状も考えられます。

そこで日頃から骨盤をほぐし整えておくことが、腰痛の予防策になります。その最も早い方法が骨盤調整の施術を受けることですが、自分でできる改善法があります。それが本書のゴムバンド運動です。また、本書の最後に掲載した姿勢をよくする筋肉イメージ姿勢改善法も腰痛予防に効果的です。

ギックリ腰は、急にビリっと腰に痛みが走り動けなくなるパターンが多く、その原因は亜急性というものです。亜急性というのは、腰部から骨盤に積もり積もった疲労が、あるとき何らかのきっかけで積雪が崩れ落ちるように腰の内部でギクッときたもの。整体的には、腰部性タイプ、仙腸関節性タイプ、その混合性タイプがあります。軽いギックリ腰なら二〜三日、長くて一週間程度で自然に痛みが軽減し動けるようになります。そして、そのつらさが沈静化したら早めに施術にお越しになるか、ゴムバンド運動で腰部から骨盤をほぐしていくと、腰のつらさが早くラクになっていきます。

椎間板ヘルニアは、腰椎4、5番に多くみられます。ヘルニアかどうかの正確な判断は医療機関でないとできません。1章で紹介した椎間板ヘルニアだった丸岡さんの体験例のように、入院するほどの椎間板ヘルニアであっても、繰り返しの骨盤調整・整体術で骨盤の歪みが整えられていくと、症状が徐々にラクになっていきます。もちろん、年齢、体型、腰痛歴によって、症状がラクになる時間経過には個人差があります。

椎間板ヘルニアの症状によく似た症状で、原因が異なるものがあります。それが、梨状筋症候群とハムストリング筋の過緊張です。

梨状筋症候群の梨状筋とは、仙骨の横に付着する筋肉の一つです。その筋肉がなんらかのきっかけで過緊張すると仙骨両サイドから伸びる坐骨神経を圧迫し、坐骨神経にそって痛みがでます。ハムストリング筋は、大腿部の後ろの筋肉で、一般的にはももの後ろの筋肉です。その筋肉が過緊張を起こすと坐骨神経が圧迫され、坐骨神経痛のような痛みがでることがあります。

腰痛・ギックリ腰・坐骨神経痛の予防策は、日頃から骨盤周りの筋肉をほぐしておくことで予防できます。

自分でできるワンポイントは、骨盤運動、

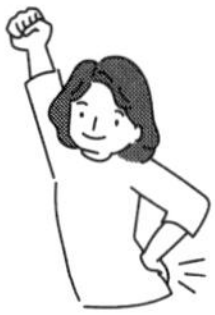

ハムストリング筋のほぐし、腰部のストレッチがおすすめです。坐骨神経痛症状のある方でしたら、4章のゴムバンド巻き編で解説している骨盤三角巻きがおすすめです。梨状筋症候群もハムストリング筋過緊張も、骨盤の三角巻きで坐骨神経を取り囲む臀筋群をほぐす作用が働き、坐骨神経の圧迫がスーッと開放されてほぐれ、坐骨神経のつらさがだんだんとラクになっていきます。

腰痛・ギックリ腰・椎間板ヘルニア 1 Point

ゴムバンドで骨盤運動

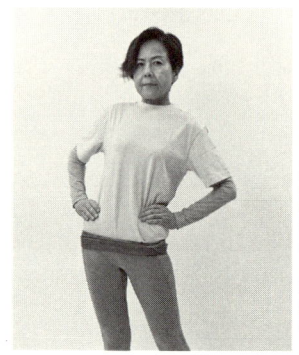

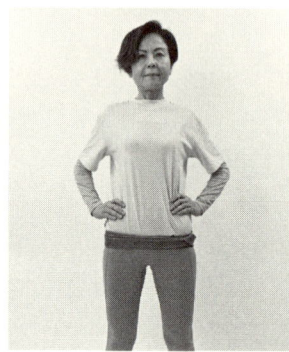

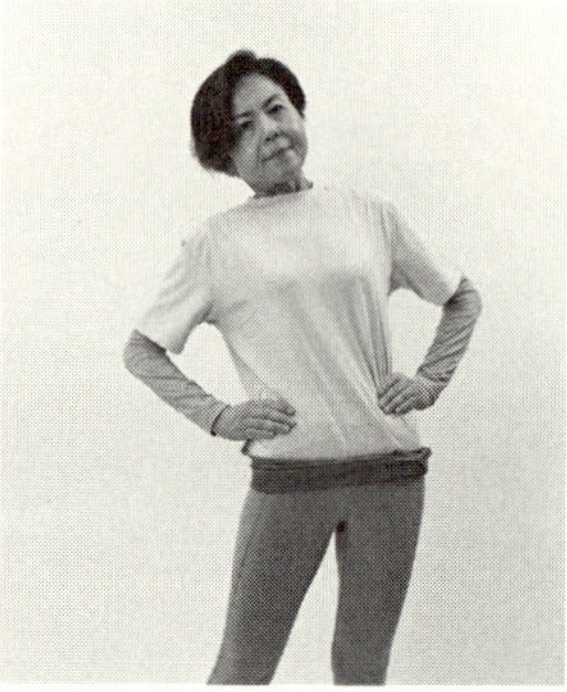

ゴムバンドで骨盤運動。腰部から骨盤を緩めることができます。（詳細は 4 章）

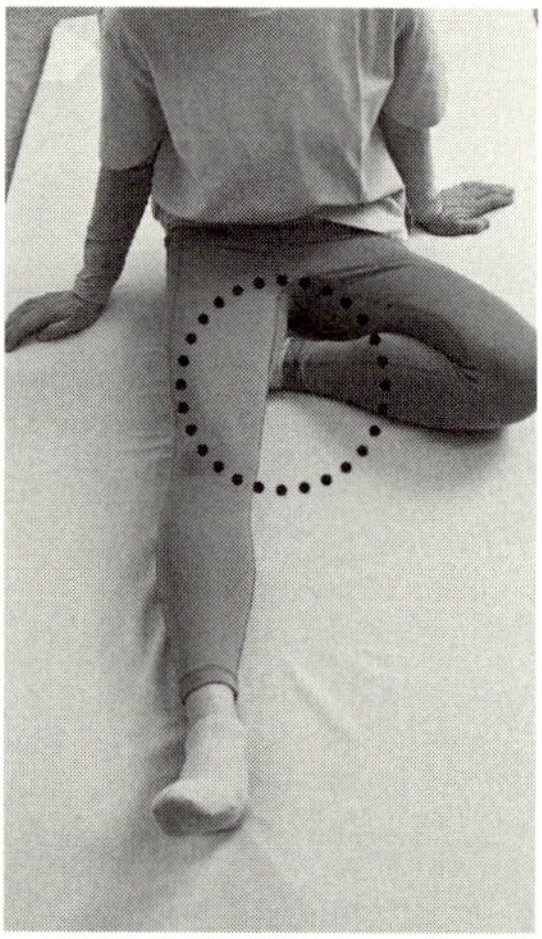

ハムストリング筋の緩め
踵を当てて指圧効果

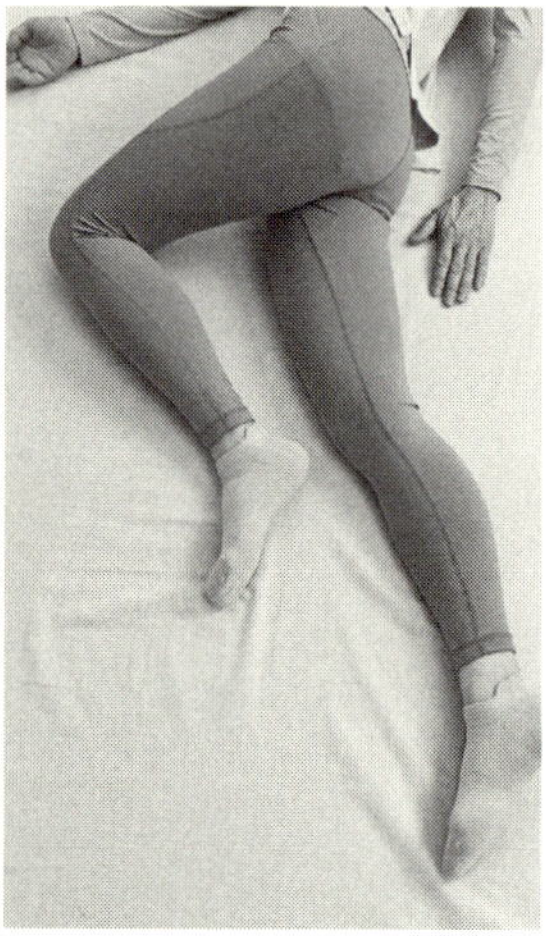

腰部ストレッチ
仰向けで腰をひねるストレッチ

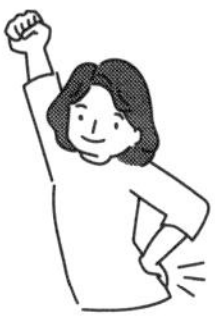

2 肩こり・首コリ・頭痛

1Point 胸鎖関節運動

肩こり

肩こりの骨格的原因は胸鎖関節《きょうさかんせつ》のズレ。

胸鎖関節は、鎖骨の内側の先端部にあります。鎖骨と胸骨の関節なので胸鎖関節。わかりやすいですね。

胸鎖関節を鏡で見ると、ちょうど喉の下のところに左右わずかなでっぱりがあります。63ページのワンポイントの①のところが胸鎖関節の位置です。もし左右のどちらかが出っ張っていたら胸鎖関節がズレてる証拠。なかでも右の胸鎖関節のズレている人が多くみられます。胸鎖関節がズレると、肩こり首コリの原因になり、右側の胸鎖関節のズレなら、右の肩こり、右首すじのコリが起こりやすくなります。

胸鎖関節がズレる原因は日常で起こります。例えば、ものを書くとき右肩が前に出ているクセがあると、右の胸鎖関節が前方にズレていきます。右下で寝るクセがある人も右胸鎖関節がズレる傾向です。ズレるメカニズムは、肩が前に押し出されると、鎖骨が胸鎖関節を滑るように内側に入り込み、前方にズレてくるのです。ズレるといっても、ほんのわずかですので心配はいりません。そもそも

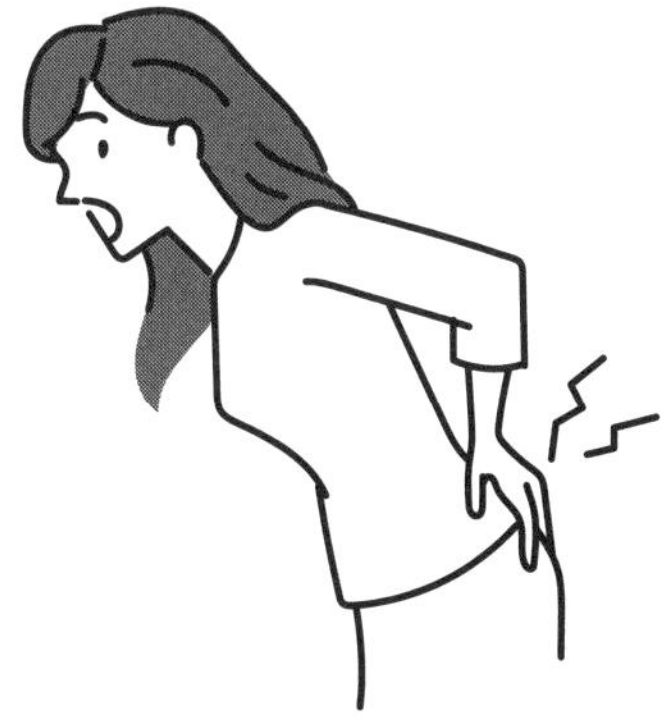

関節周囲には関節包や靭帯でガッチリ固定されているので、通常、関節のズレといっても関節がハズレて激痛になるようなことはないので心配はいりません。胸鎖関節のズレもほんのわずかな位置的な歪みなのです。その胸鎖関節のズレを自分で整える方法をワンポイントで解説しています。

首コリ

こちらも肩こり同様、胸鎖関節と関連しています。

首コリにはいろんな原因があります。最も多く考えられるのが、首の筋肉の疲労性のコリ。人は、重い重量の頭を首で支えているため、首がコルのです。単純です。その重みを支えるため、頚椎という骨に圧迫が加わり、年齢が上がるにつれ、頚椎にかかる重みで頚椎がじわじわ前弯《カーブ》するか、頚椎の椎間板に圧迫が加わり、軟骨である椎間板が狭まると考えられます。

頚椎にかかる重みは、ちょうど頚椎5番・6番あたりに集中するので、頚椎5番・6番の椎間板軟骨が潰れて狭くなることが多いのです（P51図1）。そのような骨格の仕組みがわかると整体術の施術に工夫ができます。

頭痛

こちらも肩こり首コリと密接な関連があります。特に、これまでの長年の施術でわかったことは、肩こりが強くなる、首コリが強くなる、そのような症状が起こると、その延長で頭痛が起こる人が多いようです。ただし頭痛にもいろんな頭痛があり、整体術で対応できるのは、疲労性タイプと歪みタイプだけです。

整体術師・筆者の経験上、頭痛には二つのタイプがあることがわかりました。それは、首の筋肉の筋緊張性頭痛とリンパ性頭痛で

肩こり・首コリ・頭痛　1 Point

胸鎖関節運動

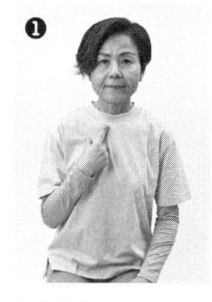

❶ 胸鎖関節の位置

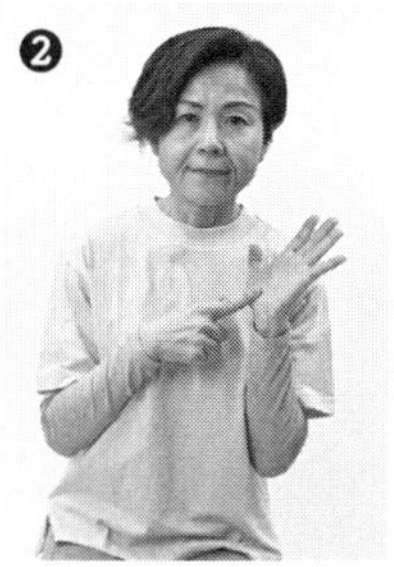

❷ 胸鎖関節を当てる手の部位。母指球部

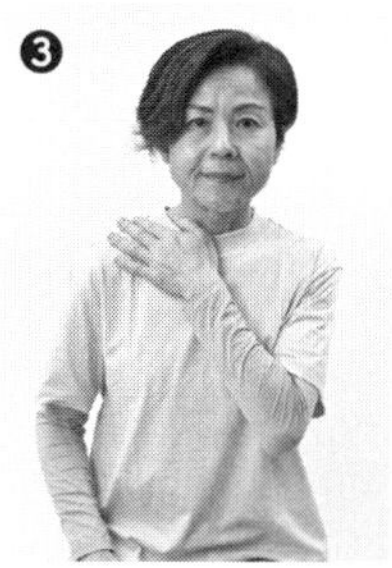

❸ 胸鎖関節に母指球を当てます。

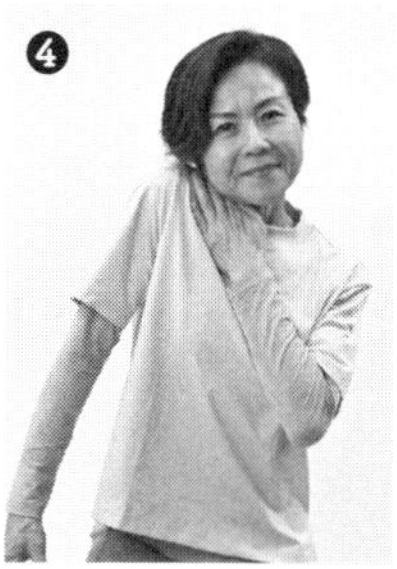

❹ 肩を耳に近づけるように後ろにまわします。ときどき前にも肩をまわします。

首の運動

首を左右に動かします。ポイントは鼻から動かします。

首の筋肉の力でグイグイ首をまわすとすぐに疲れます。鼻の先端を左右にゆっくり動かし、その惰性で首を左右に動かすとラクに首を動かすことができます。

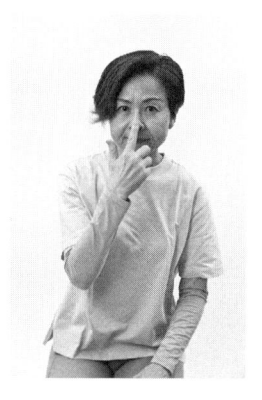

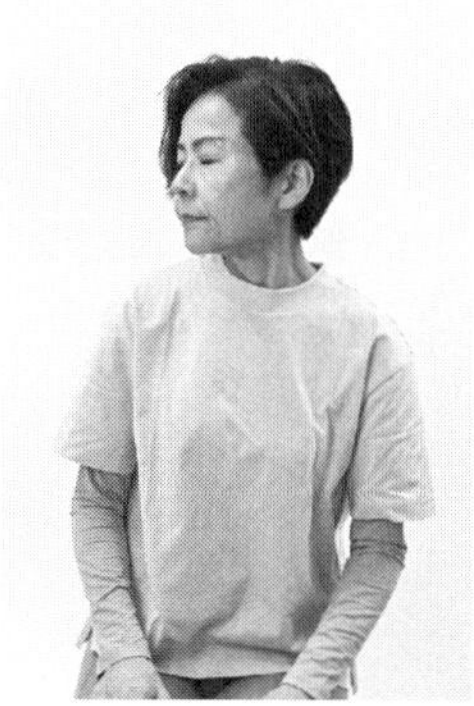

す。

筋緊張性頭痛は首のコリが原因です。リンパ性頭痛は首の後ろのリンパ節の膨張が原因です。首の後ろを指で触れるとゴリッとした丸いものを触れることがあります。リンパ節です。そのゴリのリンパ節には個人差があり、ゴリッとしたのを触れやすい人、触れにくい人がいます。そのリンパ節がなんらかのきっかけで膨張すると、自動的に首コリが起こり頭痛へと移行していきます。膨張といっても心配はいりません。膨張とは、リンパ節がわずか膨らんできた状態です。

リンパ節はもともと丸い形をしています。そのリンパ節が、喉や鼻の炎症時、花粉症がひどい場合とか、虫歯の痛みがでてきたなど、そのようなときに免疫細胞のリンパ液が頸部のリンパ管、リンパ節に多く動員され、リンパ節に溜まります。その結果リンパ節がゴリッとしていきます。それが膨張です。その膨張の反射で首の筋肉がピーンと緊張し、その緊張が限界まで来ると筋緊張性首コリが発生し、リンパ節膨張、首のコリ、頭という順番で、頭痛が起こってくるのです。3章の6「認知症予防、脳のリフレッシュ」でも、脳血流促進調整（CCT）という頚椎調整法の解説をしました。その頚椎調整法のときは、先ほどの首の筋緊張、リンパ節の膨張といったものも併せてみて調整していきます。

過去に首を傷めていた場合も、頭痛の原因になります。例えばむち打ち。

むち打ちは駆体への衝撃で首が不用意に振られた結果、起こります。むち打ちでも単純な首の筋緊張だけであれば早期に回復しますが、筋緊張が強かったり、頚椎のズレが生じたりしてそれが残ると、将来、頭痛の原因になります。今まで見てきた施術経験から、も

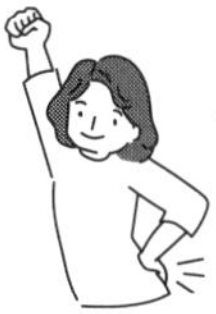

ともとの慢性疲労の首肩のコリ歪みに、むち打ちが上書きされると、より首がつらくなる、頭が痛くなるというパターンがありました。むち打ちも年齢とともに、もともとのコリ歪みと一緒になってコリ固まってくるので、早めに整えることをおすすめします。

肩こり・首コリ・頭痛、自分でできる改善法は、まず、胸鎖関節の運動から始めましょう。胸鎖関節の運動で首の前面の筋肉が緩んでラクになると、首の動きがラクになり、頚動脈の圧迫もラクになって頭への血流がスムーズになっていきます。すると、首全体のコリがほぐれやすくなります。それにあわせて首の運動を行いましょう。左右に首を動かすこと。この首の運動について、整体術からひとこと。首の筋肉をガシガシ動かすのではなく、鼻尖をゆっくり振るようにすると自然に首の筋肉が揺れて、心地よい感覚で首の運動ができます。

3 目・鼻・耳

1Point 首からほぐすこと

目の疲れ

目が疲れたら、両手を少しこすって両目に当てます。手の温かさが眼球に伝わっていくことで目の血行を促し、目の疲れがラクになります。それに続いて、こめかみのマッサージをしましょう。こめかみには三叉神経が通っていて、三叉神経は眼球の上下、下顎に神経が伸びているため、こめかみをマッサージすると眼球の上下、下顎までラクになっていきます。次に、眼球圧迫も目の疲れに効果的です。目を閉じて、まぶたの上から指を当てて眼球をじんわり押し、ゆっくり離すと、眼球に血液がスーッと入ってきて目がラクになります。ただし、ギューっと強く眼球を押すと自律神経が刺激され、血圧が少し下がってくらっとするかもしれません。ただし、くらっというのは単なる反射ですので、すぐにもと通りに治っていきます。眼球圧迫はじんわりそっと行いましょう。

片目遠近法。手の平で片目を覆い、もう片方の目で近いところ遠いところを交互に何回か見ます。眼球の遠近の筋肉を使うことで目をリフレッシュできます。

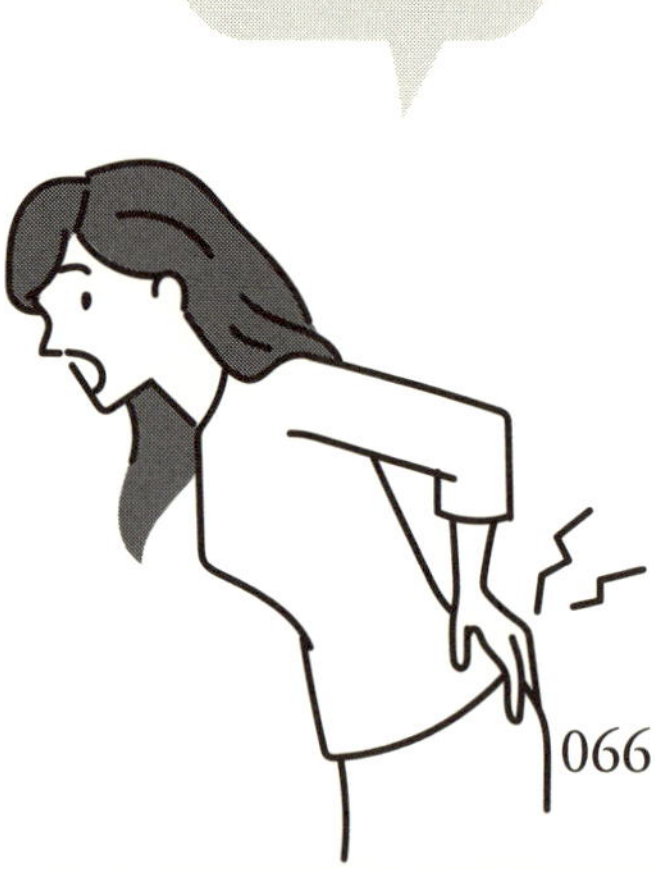

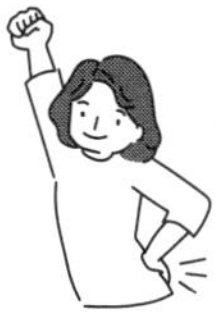

鼻

先ほどの目のマッサージを行うことで鼻の通りが少しラクになっていきます。鼻の通りがよくなると、鼻の機能、臭いの感覚、臭覚も改善していきます。

次に、眉間持ち上げ法。この方法は、冒頭で紹介した施術体験談の丸岡さんに伝授した方法です。

丸岡さんの3歳の長男さんが鼻詰まりと中耳炎に悩まされていました。お母さんの丸岡けい子さんに、自宅でできる鼻詰まり改善法として筆者が伝授した手法が眉間持ち上げ法です。鼻のラインの上端が眉間。眉間をほぐすと鼻もラクになっていきます。

筆者がまだ骨盤調整の考案者五味雅吉先生の門下生だった頃、臭いがわからなくなったという女性が骨盤調整の施術所に来所されました。臭覚機能がかなり低下した原因は風邪を引いて、そのウイルスが原因だろうと本人は感じていました。「コーヒーの香りもみそ汁の香りもわからなくなってきたんです」と訴えていました。女性は骨盤調整に来所する前、大学病院の専門医に診てもらってステロイド薬の投与を受けていました。ところがステロイドの副作用で、顔がまんまるになってきたので慌てて薬の服用をやめ、できれば自然に治したいと思い、五味先生の著書を本屋で見つけたのです。そこで運は試しで骨盤調整に通ってみたら、徐々に臭いの感覚が蘇ってきて、臭覚が改善してきたのです。その女性は五味先生の各弟子の施術を受けていました。筆者もその女性の施術に当たったことがありました。女性の頚部の状態を触診したとき、筋肉が固かったのが印象的でした。継続的な施術で、その女性の臭覚機能が改善してきたのは、症状と歪みの病理論にちょうど当てはまったからでした。

さて、自分でできる眉間持ち上げ法は自分自身にもできます。70ページのワンポイントで写真を掲載しています。やり方は、手の手根部を使い、片方の手で後頭部の出っ張りを当て、もう片方の手は眉間に当てます。息を吐きながら後頭部と眉間を少し持ち上げます。一、二回やってみましょう。

耳

耳の不調に、耳鳴り、難聴があります。

はじめに、耳鳴りで悩まされていた施術体験談をお話しします。

耳鳴りに悩まされていた女性。女性が若い頃、耳鳴りがたびたび起こって、ひどくなると仕事を休むほど悩んでいました。特に、左の耳鳴りがひどく、病院では内耳のリンパの流れがよくないといわれ、処方薬でしのいでいたそうです。それから十数年後、若いときのような耳鳴りはなくなりましたが、たびたび耳鳴りに襲われ仕事に支障がでていました。あるとき、紹介で、少しでも改善の期待ができればと思い、当市川式骨盤調整に来所されました。その女性の頚椎を触診してみると、左の頚椎部に強い筋肉の萎縮と歪みがありました。この状態では、頚部の血液リンパの流れが滞り、内耳へも十分な血液リンパの流れ行き届かなくなります。そこで、骨盤調整に併せて脳血流促進の頚椎調整法（CCT）を継続的に受けていただくことにしました。すると、徐々に首がラクになり、襲われるんじゃないかという耳鳴りの恐怖がだんだん遠のいていき、安心して仕事に打ち込めるようになったそうです。

次に難聴です。難聴はいろんな原因があります。病的な原因がなければ、整体術のようなほぐしの施術を継続的に受けていただく

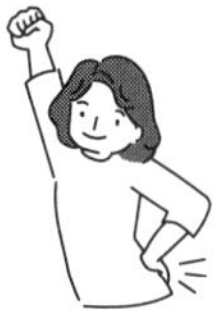

と、耳鳴り難聴が改善することがあります。

難聴の原因の一つに、テレビの音量が大きいことがあげられます。それは高齢の方に多くみられます。若い世代ですと、イヤホン、ヘッドホンの習慣が難聴の原因になることがあります。音源を耳の至近距離で聞く習慣は、どちらかというと耳によくありません。以前、聴神経腫瘍による耳鳴り難聴をもつ女性を施術したことがあります。その方は首コリ持ちで、スマホでイヤホン、ラジカセのヘッドホン好き。専門医からもイヤホン、ヘッドホンをやめるようにと言われていたそうです。その方の首の歪みをみると、首の筋緊張とリンパ節の膨張の両タイプの肩こりでした。骨盤から首の歪みを中心に調整していったところ、聴神経腫瘍の症状の耳鳴り難聴と、視界のぐらつき感も徐々にラクになり、仕事に復帰できるようになりました。

耳鳴り難聴、自分でできる簡単な改善法は、耳たぶを軽くつまんで動かすことです。

耳の詰まりをラクにする整体術もご紹介します。

耳の穴を指先で軽く押すと顎関節があります。指で顎関節を触れる程度に押して、口を数回動かすと外耳道の通りが少しラクになっていきます。また、口の中の唾液を、口の奥で飲み込むようにするのも、耳の詰まりがラクになります。

目・耳・鼻の改善法は、どれも体の構造機能から考えた自然改善法です。本書のキーワード「ほぐせばラクになる」。それが秘訣です。

もし、各項目のワンポイントのやり方を忘れてしまったら、本書を取り出して確認し、再度トライしてみてください。

目・鼻・耳　1 Point

首からほぐすこと

目・鼻・耳全体をラクにする運動法

首を左右に動かす運動と胸鎖関節運動で頭部全体をほぐします。

肩こり・首コリ・頭痛編を参照してください。

■目の疲れをラクにする整体法

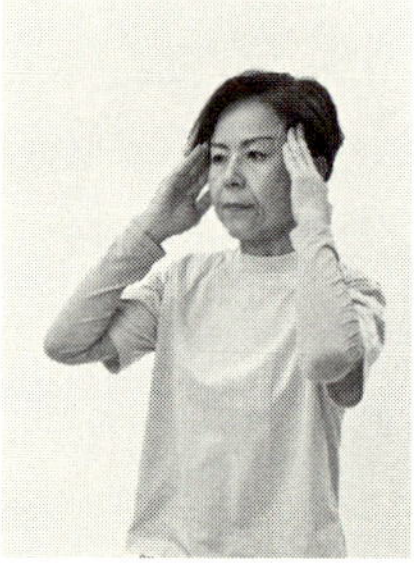

こめかみのマッサージ

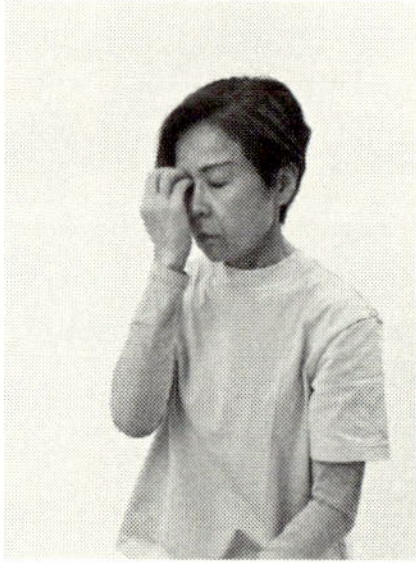

眼球を軽く押す。

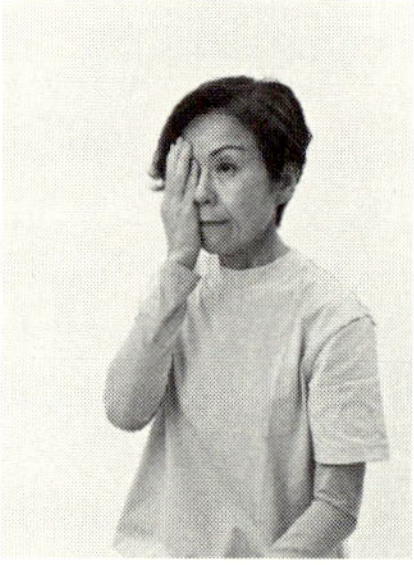

片眼遠近法
遠く近くを見る。

■鼻をラクにする眉間の持ち上げ

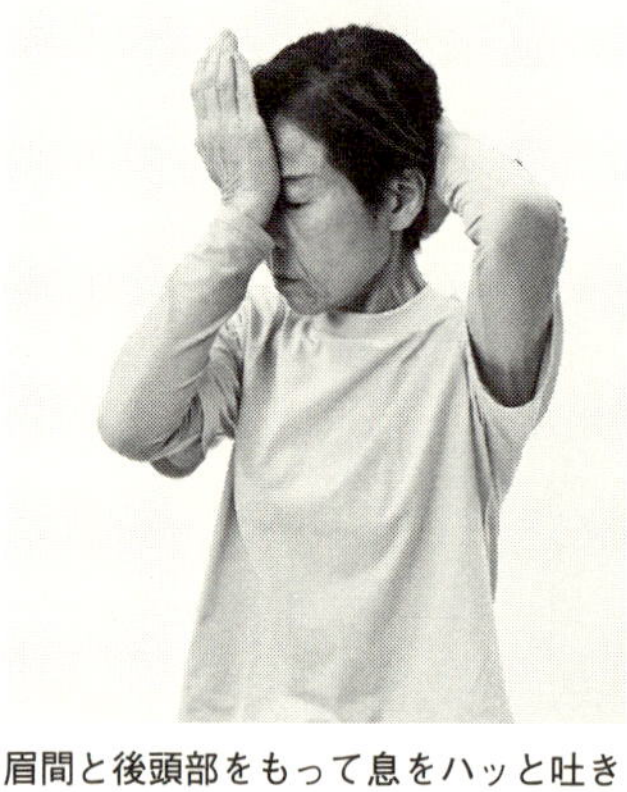

眉間と後頭部をもって息をハッと吐きながら上に持ち上げます。

■耳をラクにする耳たぶ運動

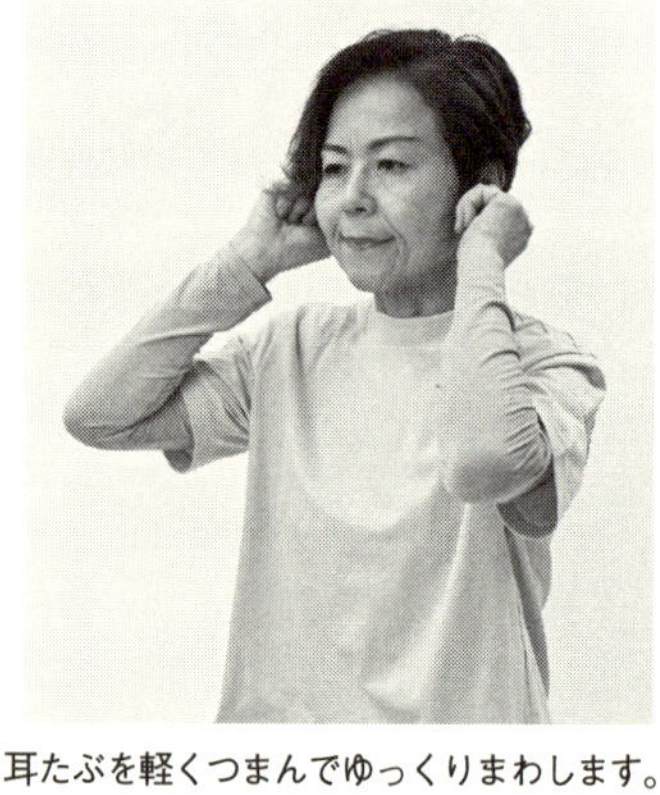

耳たぶを軽くつまんでゆっくりまわします。

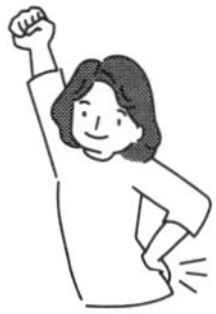

4 便秘・むくみ・便通

1Point ゴムバンドで骨盤三角巻き

まず、はじめに「お清さんのまんじゅう」の話をしましょう。

あん摩指圧マッサージの専門学校の授業で聞いた話です。その話は、あん摩術の施しで仲睦まじくなる微笑ましい話です。わたしの過去の記憶ですので、人物名、背景が異なっているかもしれません。ご了承ください。

ときは江戸時代。ある家に嫁いだお嫁さん、名前をお清さんとしましょう。お清さんは、その家のお姑さんとたいへん仲が悪く、お清さんはいつしかあの意地の悪い姑を殺してやろうと思いました。そこでお清さんはこっそり町の漢方医に相談に行きました。

「姑さんをこっそり殺してやりたいのですか？」と漢方医がお清さんに聞くと、「はい」と、お清さんはうなずきました。あからさまに殺してしまうと、お清さんは罪人となって斬首の刑が待ち受けています。そのため、漢方を使ってじっくり効かせて死なせようとたくらんだのです。漢方医はお清さんに静かに言いました。

「いい方法があります。これは秘伝で、誰にも内緒ですよ。バレたらわたしも打ち首です。いいですか？」お清さんは覚悟して、漢

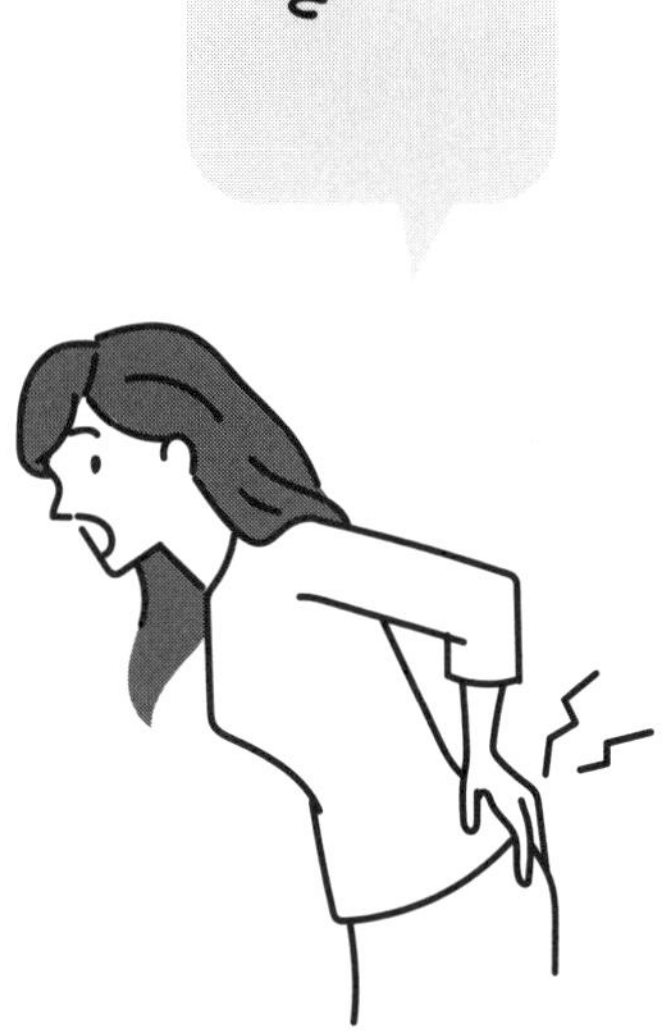

方医の言うことを聞くことにしました。

漢方医が取り出したのは、胃腸をじわじわ傷めつけていく秘伝の薬草でした。具体的な方法は、あんの中にその薬草をわずか仕込んで饅頭を作り、姑さんに食べていただく。そして、その薬草が腸によく効くように、姑さんの腹部にあん摩術を施すこと。それを週に一度行っていくと、不思議と自然に亡くなるという必殺の術でした。ただし、憎しみで饅頭を作っていては相手に気づかれるので、お清さん自身が素直になってお姑さんへの感謝の気持ちを込めて饅頭を作り、お姑さんに召し上がってもらえるようにすること。漢方医はお清さんに丁寧に説明しました。

その日以来、お清さんは姑に対し役を演じるかの如く素直になり、週に一度、饅頭を作ってはお姑さんに食べてもらいました。そして、漢方医から習った腹部のあん摩法でお姑さんのお腹を念入りにほぐしていきました。ある日のこと、姑さんがお清さんに言いました。

「お清さん、ずいぶん素直になりましたね。あなたはよくできた人です。本当に感激です。あなたの心やさしいあん摩術とやらで、便通がとてもよくなって、前より元気になってきましたよ」。そう言われたお清さんは、ドキッとし、殺そうだなんてひどいことを考えたと思い、その日、急いで漢方医のお店に駆け込みました。

「そうか、それはよかった！」と漢方医は喜びました。「実は、あの薬草は整腸作用があって便通がよくなる物ですぞ。あん摩術はほぐしの術。血行を良くし気持ちも整えくれるのです。もともと薬草に殺傷力はありません。心配ございません」。

それ以来、お清さんと姑さんはたいへん仲睦まじくなりました。

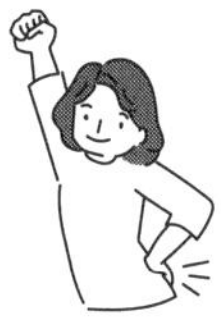

さて、話を本題に戻しましょう。

便秘とむくみは整体的にみると関連性があります。便秘があると、足がむくみやすくなるだけでなく、顔もややむくんできます。

便秘の改善法のポイントは、**腸のぜん動運動**を促すことです。

ゴムバンドでの改善法は骨盤の三角巻きがおすすめです（P75写真上）。ゴムバンドを骨盤から鼠径部でギュッと締めて、三角形になるように巻きます。数分後パッとゴムバンドを取ると、腹部の血液リンパの流れが促され、腸の働きも反射的に促されていきます。

腸のぜん動運動を促す働きは自律神経の反射です。物を食べたら自律神経の働きで腸に溜まっていた物が動きます。これが反射といわれる自然な現象です。また、体を動かすと腸が刺激され、腸のぜん動運動がスムーズになっていきます。自律神経の反射と体の動き、整体では、その二つのポイントを注目しています。

そして、歩くことも腸のぜん動運動と関係があります（P75写真下）。歩くときに姿勢を曲げて歩くと胃腸が圧迫され、ぜん動運動がうまく働きません。歩くときは、姿勢を伸ばして胃腸が圧迫されないように気をつけて歩くことで、足、膝、股関節、骨盤、腰椎へと、歩行の動きが連動して腸を揺らし、それが腸のぜん動運動反射を促してくれます。便秘がラクになれば、足と顔のむくみも少しずつ軽減していきます。足のむくみは心臓から末端に血液がいくのですが、心臓への戻りが不十分なことが原因です。歩行のときは、お腹を前方に張った姿勢で歩くことが大切です。

続いて便が出そうで出ないときの整体術的対処法も併せて紹介します（P77写真①）。

便が出そうで出ないときのメカニズム。

便の出口となるのは大腸の最先端部、直腸から肛門です。出そうで出ないとき、大腸のある一部を刺激すると腸のぜん動運動が促され、もよおし感が出てきます。ある一部とは**盲腸部**と**S状結腸部**、**仙骨**です。盲腸部とS状結腸部は骨盤の内側になります。盲腸部は右の骨盤の内側、S状結腸部は左の骨盤の内側です。便座に座って出そうで出ないとき、その部分をじんわり指で押すと大腸が刺激されて、便通が促されます。そして仙骨のマッサージも、S状結腸、直腸、肛門部が刺激され腸の働きが促されます。おもしろ方法として、いきむときふんばるときに使えるいきみラクラク整体術も紹介します（P77写真②）。それは脇に物を挟んでふんばる方法です。肛門と血圧への負担がラクになります。

便通整体術も、いきみラクラク整体術も、どれも整体術の理論から実践的に、筆者整体師が考案した方法です。次のワンポイントで写真を掲載します。もちろん、もよおし感の効果には、個人差があります。

便秘・むくみ・便通　1 Point

ゴムバンドで骨盤三角巻き

鼠径部を締めて、バンドを取り外すことで腸の動きが促されます。
4章（108ページ）で解説します。

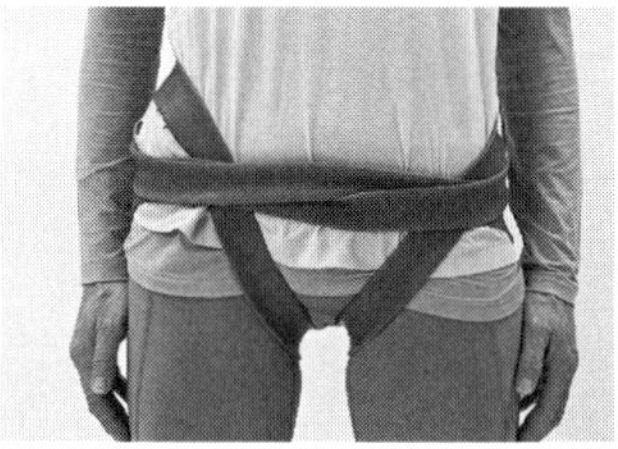

骨盤の三角巻き

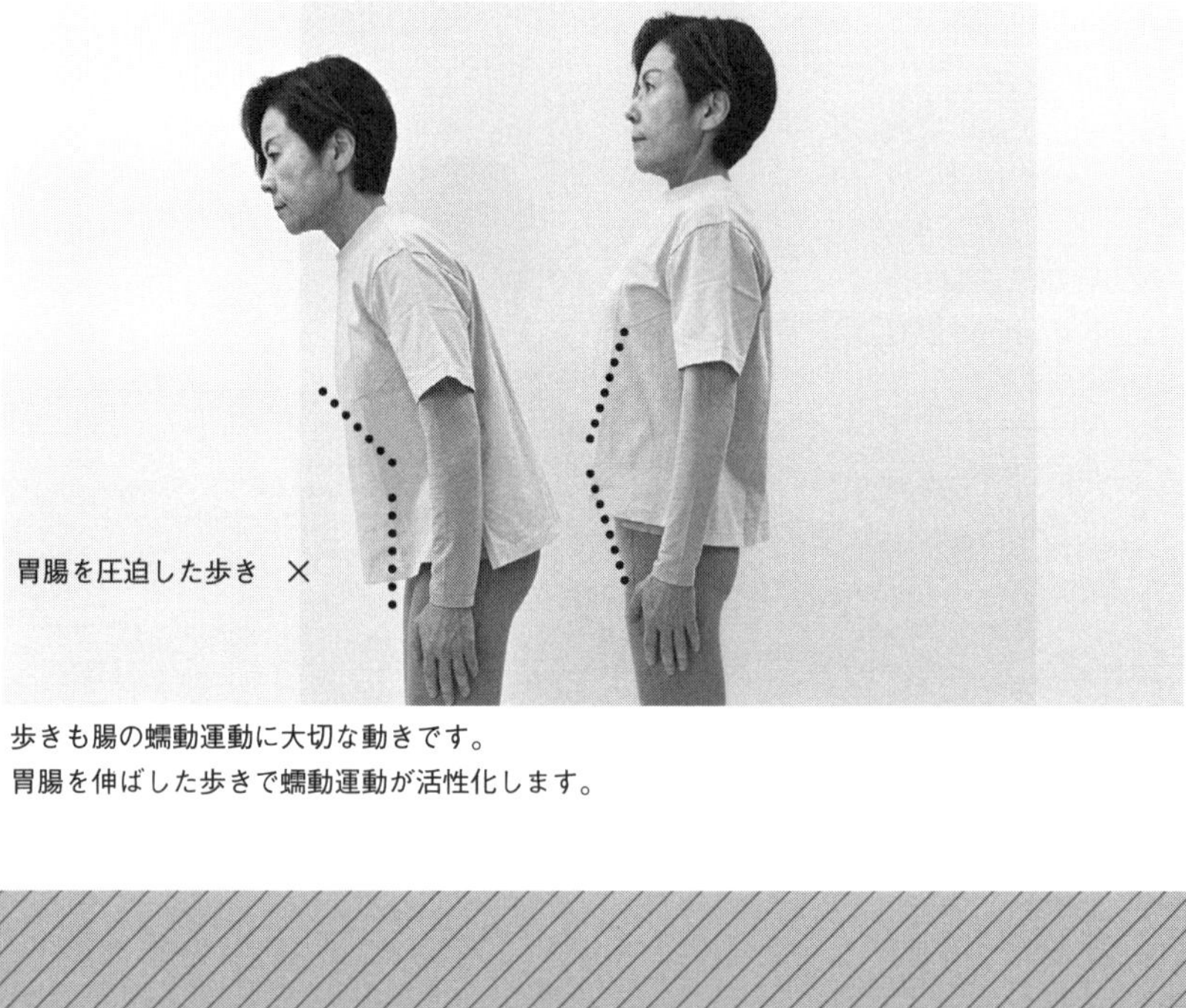

歩きも腸の蠕動運動に大切な動きです。
胃腸を伸ばした歩きで蠕動運動が活性化します。

【経験談】 出そうで出ないときの便通整体術／いきみラクラク整体術

使い分けについて筆者の経験から解説いたします。
盲腸部とＳ状結腸部の指圧（写真①）は、お腹がつらくて少しでも早く出したいときに、この整体術を使うと効果的でした。 盲腸部の指圧のほうがＳ状結腸指圧より大腸の蠕動運動が刺激される感じです。

いきみラクラク整体術は（写真②）、肛門付近のもよおし感があるときに効果的です。 脇に本などを挟むことで、肛門と血圧への負担がラクな感覚でした。

仙骨のマッサージ（写真③）は、尾骨から恥骨を結ぶ骨盤の底部の骨盤底筋群をラクにします。 仙骨のマッサージをしますと、骨盤底筋群に触れなくても肛門周辺がラク になる感覚でした。

写真③　仙骨のマッサージ

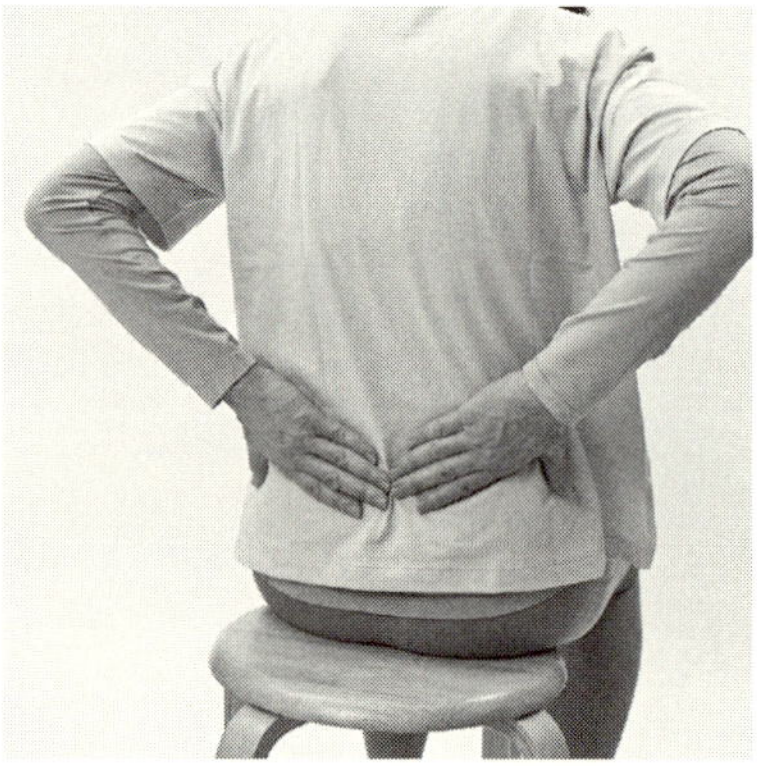

マッサージの摩擦熱でじんわり温かくなり、
仙骨神経が刺激され、腸の働きが促されます。

写真①　出そうで出ないときの便通整体術

盲腸部とＳ状結腸部の指圧

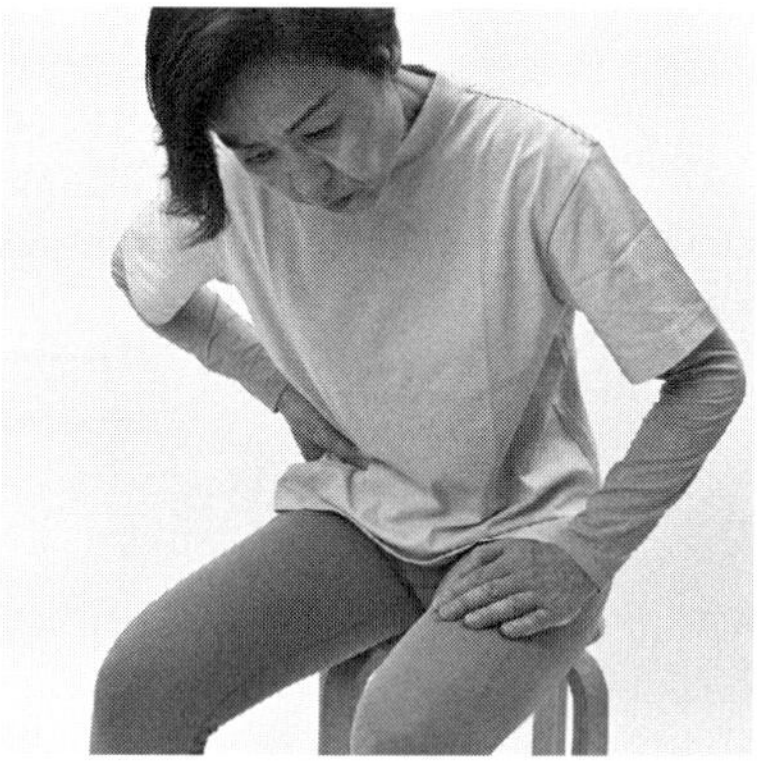

盲腸部の指圧

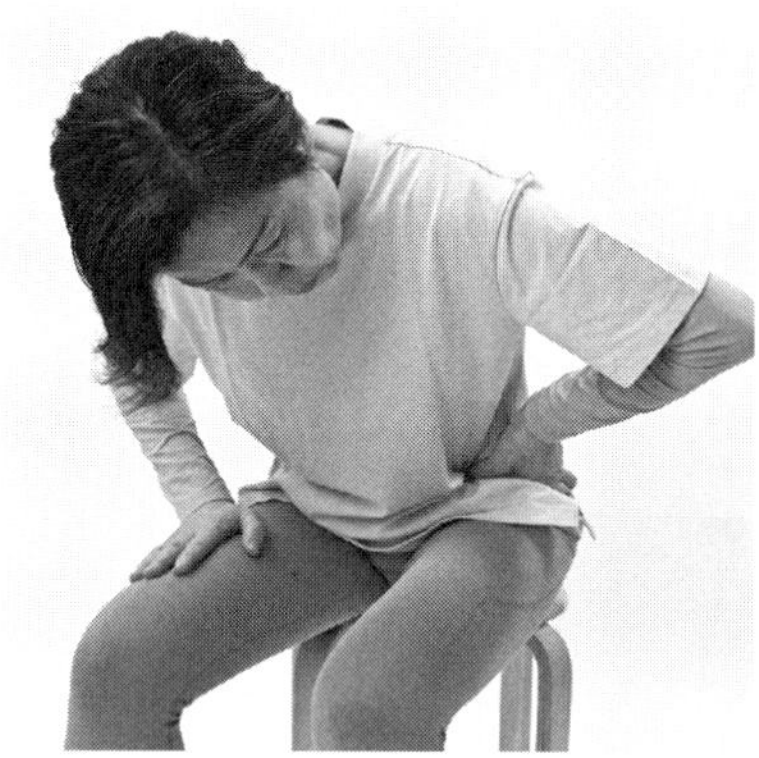

Ｓ状結腸部の指圧

写真②　いきみラクラク整体術

脇に本またはこぶしを挟むと　いきみがラクになります
ただし、いきみが強すぎると痔の危険が…

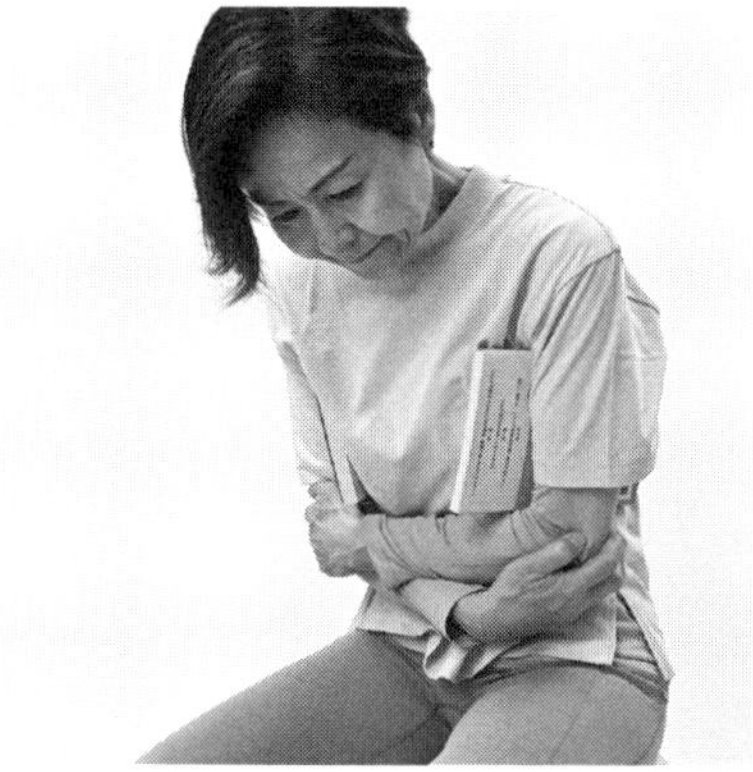

両脇に本を挟む。

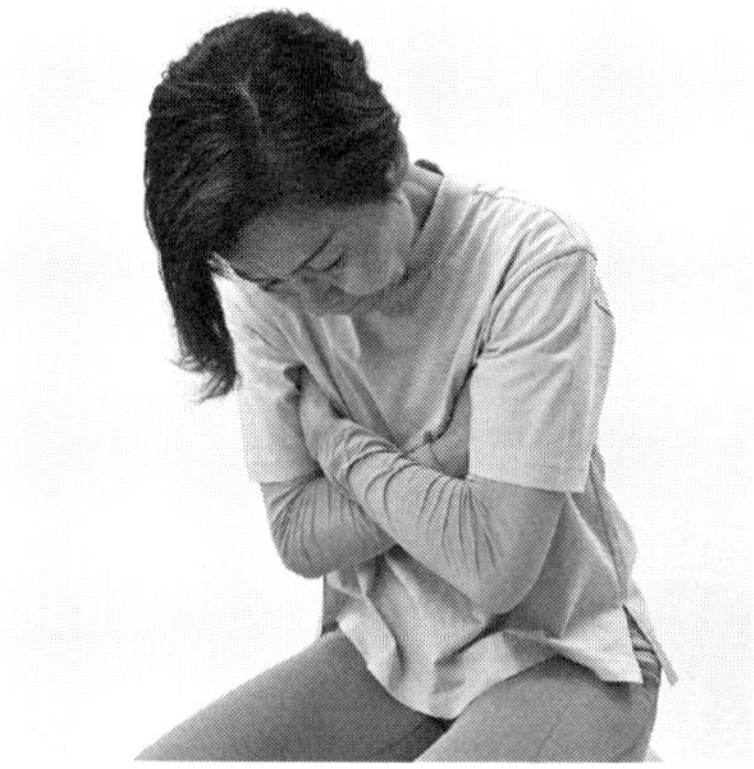

本がないときは手を挟む。

5

不妊・安産・産後と下肢の血行

1Point

ゲートル巻き

骨盤内に卵巣と子宮があります。骨盤が歪むと、卵巣子宮にも歪みの影響が起こり、正常に機能しない可能性があります。

　これまで不妊症と医療機関で診断された女性が、骨盤調整・整体術を受け続け、めでたく妊娠した例は何件かあります。四〇歳を過ぎて、無事に初出産した方もいました。施術時、その方々の共通点は骨盤の歪みと臀筋群の固さが目立っていました。臀筋群とは、お尻の筋肉のこと、骨盤を取り囲む筋肉のことです。臀筋群の固さをほぐしていきながら骨盤の歪みを整えていくと、卵巣子宮の機能の働きがより促されます。

　安産も骨盤の歪みと関係しています。骨盤調整は妊娠中から出産近くまで受けることができます。腰椎と骨盤の仙腸関節の動きがスムーズでないと、出産時に影響することがあります。この腰部と、骨盤の仙腸関節をみながら、関節の動きを促すように調整していきます。わたしの骨盤調整・整体術の体験談で「二人目の出産も三人目も、出産がスムーズでした」という声を聞いたことがあります。

　不妊症と安産、自宅でできるゴムバンドを使った改善法は、不妊の場合は骨盤の三角巻

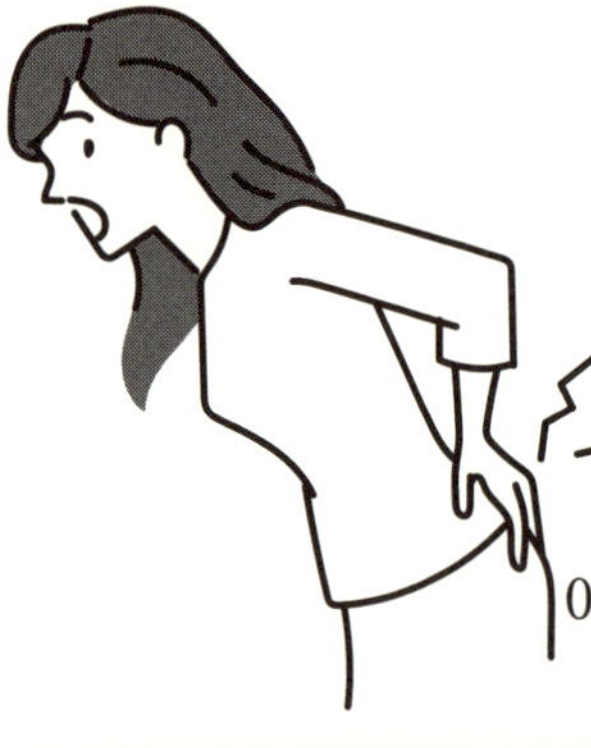

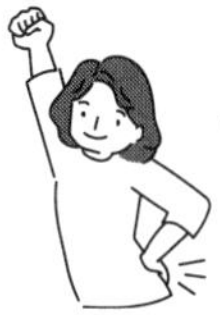

き。この三角巻きで臀筋群をほぐすことができます。安産の場合は通常の骨盤巻きです。下腹にゴムバンドを当て、腹部を持ち上げるように巻くのがコツです。

次に産後のケア。出産時、骨盤はやや広がります。そのとき骨盤の仙腸関節がわずか広がります。産後、仙腸関節は自然と元の位置に戻っていきますが、放置すると仙腸関節が緩んだままになるので、産後、補助的に骨盤の仙腸関節を締めるべき力を与えると、早期に仙腸関節の緩みが整っていきます。その具体的方法が、歩くこと、骨盤にゴムバンドのような素材で締めることです。

妊婦さんの下肢の血行についても整体的に考えています。お腹がしだいに大きくなると下肢の血行を妨げます。妊娠してお腹が大きくなると、ちょうど鼠径部で血管が圧迫され、下肢と腹部の境界部で血流が妨げられ、静脈瘤になる恐れがあります。そこで下肢の血流を促す方法として、ゴムバンドを下肢に巻く方法をおすすめしています。足から股関節に向かい、ゴムバンドを螺旋に巻き上げていきます。これをゲートル巻きといいます。ゲートル巻きのまま軽く足踏みを一〇〜二〇回行います。そしたらゴムバンドを取り外します。すると、スッと血液リンパの流れが促され、下肢静脈の圧迫もラクになり、腹部への血流も同時に促されます。

不妊・安産・産後　1 Point

骨盤の三角巻き

不妊

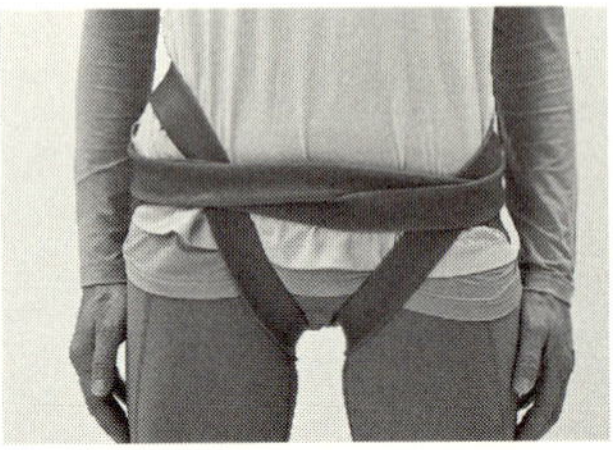

臀筋を緩めるのがポイント

通常の骨盤巻き

産後

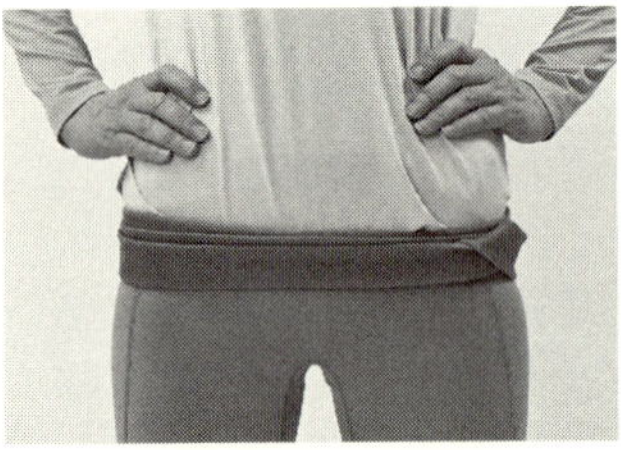

下腹部を持ち上げながら巻くのがポイント

下肢の血流を促すゲートル巻き

足から股関節に向かってゴムバンドを巻き、足踏みを 10 ～ 20 回行います。
その後ゴムバンドを取り外します。1 日 1 回、左右行ってください。

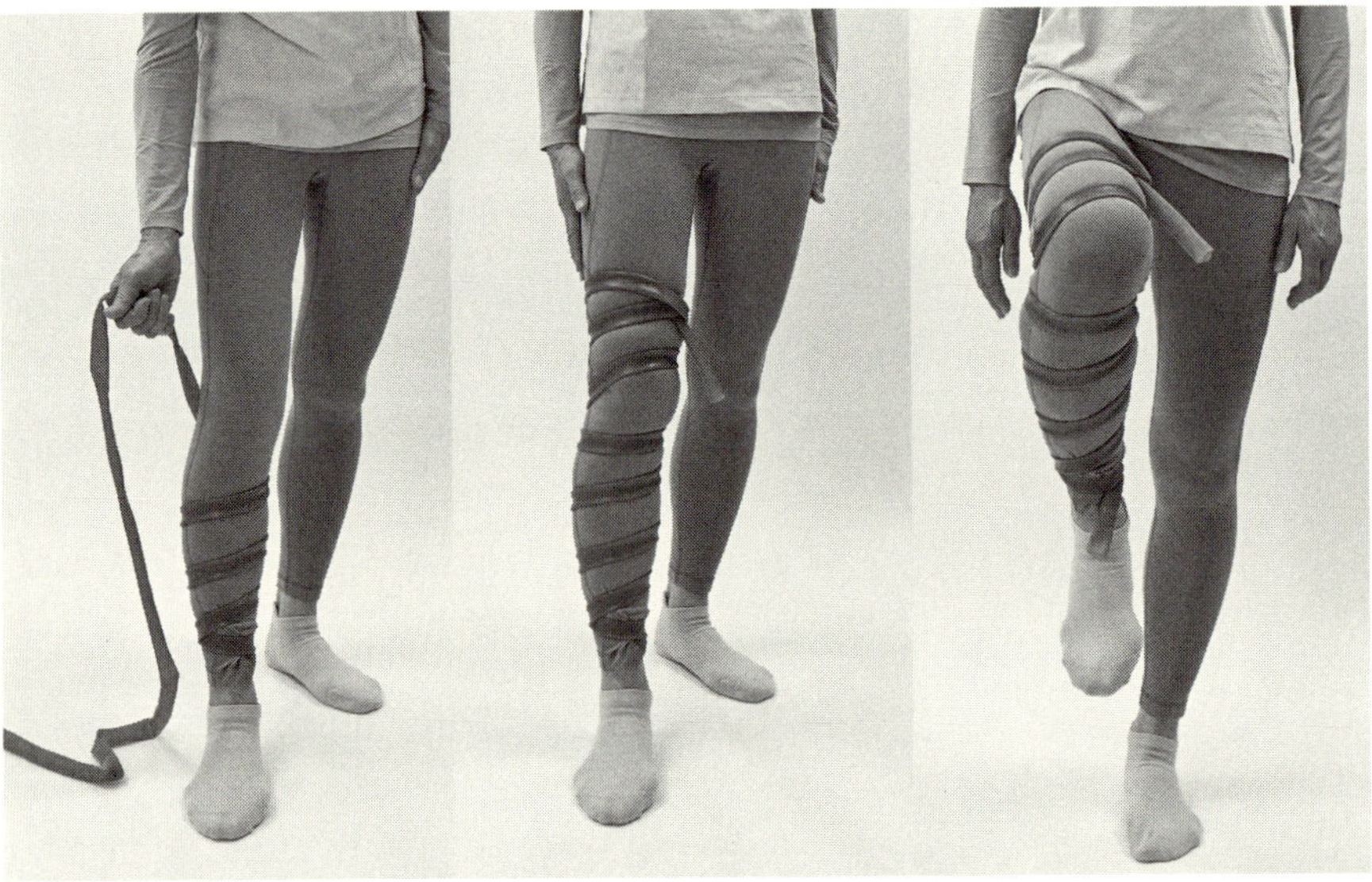

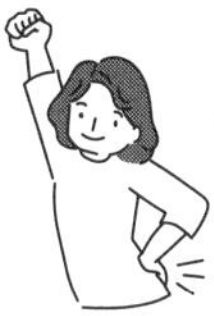

6

1Point

認知症予防、脳のリフレッシュ 全身からほぐすこと

認知症。それは高齢化社会の健康問題の一つです。筆者の骨盤調整の認知症予防策は、ズバリ脳への血流を促すことです。

脳血流促進調整法（CCT：サービカルコントロールテクニック）は骨盤調整に付随するオプション調整です。その整体術は、栄養や酸素を脳へ送る二つの血管の流れを促すことです。脳への二つの血管とは、総頚動脈と椎骨動脈のことです（P82図2）。

総頚動脈は首すじを触れるとわずかにドキドキと感じる血管です。椎骨動脈は頚椎6番（C6）から頚椎1番（C1）の横突起孔を通って大後頭孔を通り、脳の中心部へと血液を送る血管です（P82）。触れることはできません。椎骨動脈は骨の中を通る血管ですので頚椎が歪むとモロに脳への血流を妨げると考えられます。

整体職の経験から多くの人は右側の頚部のコリと歪みが多くみられます。その理由は、電話で右に首をかしげるなど、右利きが多いことがあげられ、日頃の習慣的な筋萎縮が右の頚部の筋肉に起こっているのです。

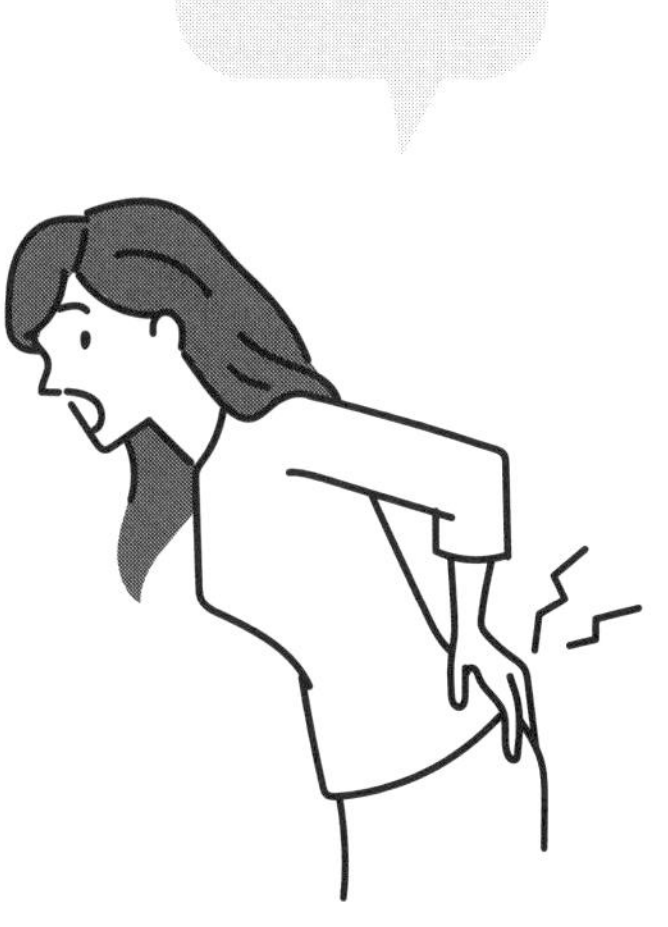

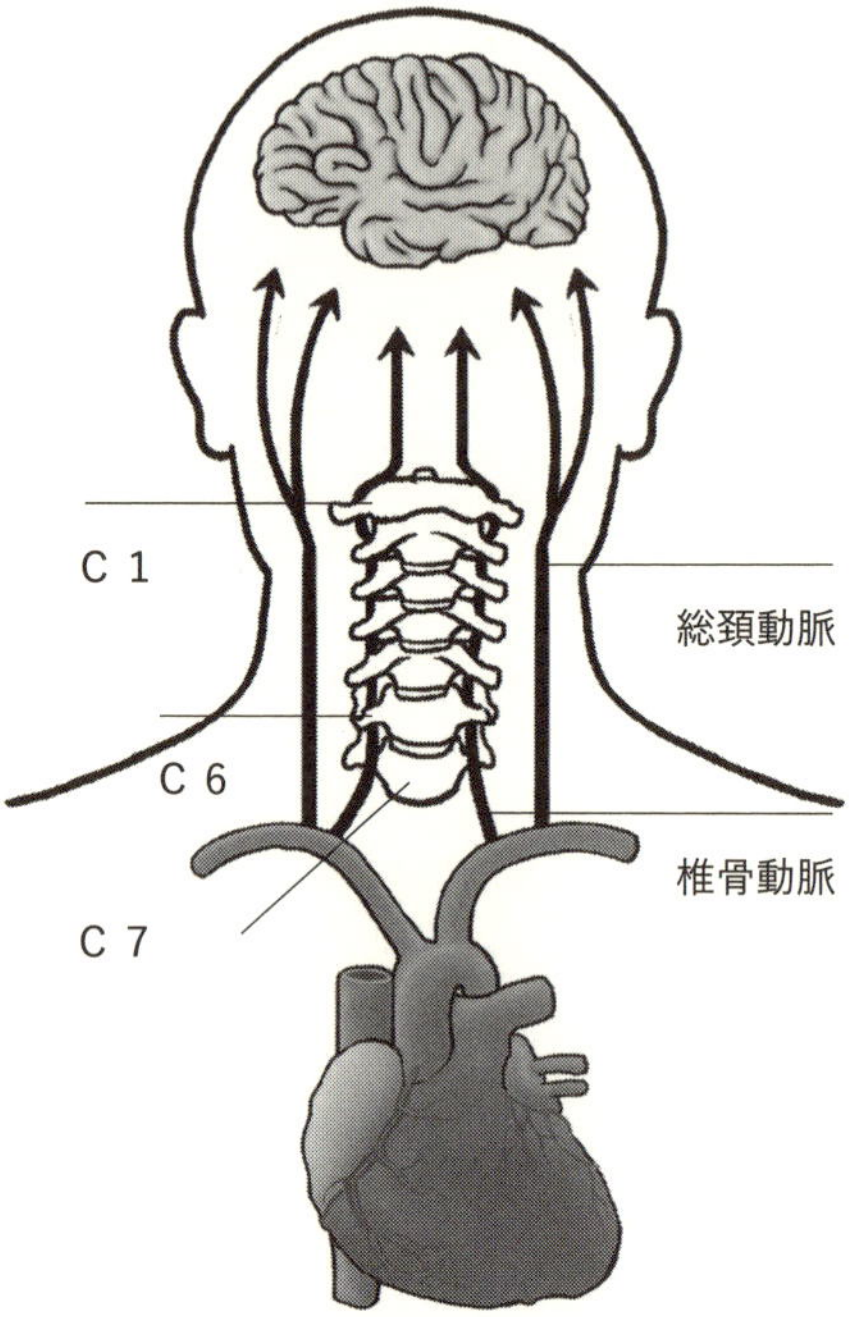

※頸椎の番号は
P51に示しました。

心臓から脳へ酸素栄養を送る動脈は総頸動脈と椎骨動脈です。
首周りの筋肉が強く萎縮して歪むと、動脈が圧迫を受けて脳への血流が低下しやすくなります。

図2 総頸動脈と椎骨動脈

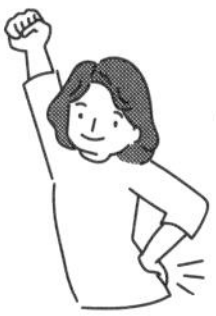

認知症の予防に、頚部の血管だけでなく手の神経も予防策になります。脳から手に伸びる神経は、脳全体の約30%といわれています。考えながら手を使うと、脳がよく活性化するそうです。日頃から手を使うこと、手をほぐすこと。それらは脳へのよりよき刺激になります。

脳への活性化の具体的な方法は次のワンポイントでご紹介いたします。

ここで、骨盤調整&脳血流促進調整法（CCT）の施術を受けて大学に一発合格した高校生のお話をしたいと思います。

脳血流促進調整法の整体術を筆者が考案した頃、ときどき施術を受けに来所していたお母さんが、高校生の息子さんに脳血流促進調整法をすすめました。当時、その高校生は剣道部に所属し、大会出場のため猛練習の日々でした。剣道でケガが多く、極度の筋疲労、手首や足関節の捻挫も起こしていたため、骨盤調整の手技で整えてあげました。施術をするとそのケガは早期に回復しました。同時に、脳血流促進調整法を受けていたことで頭がずいぶんリフレッシュできたそうです。

そのため、高校の剣道大会によりよいコンディションで臨め、都大会予選までのぼりつめることができ、さらに脳血流促進調整法のリフレッシュで勉強にも集中できたそうです。そして、部活引退後三年生の受験期間中にも施術にたびたび来所され、息子さんは体をメンテナンスしていました。その息子さんは、なんと大学のトップ東大を目指していました。センター試験は、かなりの集中力が必要といわれます。息子さんはセンター試験直前にも施術を受けて試験に臨みました。結果は、思ったより集中できたそうです。そして二次試験。この試験もスピードと集中力が必要で、息子さんはその直前にも骨盤調整と脳血流促進調整法（CCT）を受けリフレッシュしました。そして試験の結果は、東大に一発合格することができました。

東大に入学してからも剣道部に所属し、ケガとの戦いは骨盤調整で早期回復され、東大の剣道部で史上初のベスト一六位を獲得されたそうです。

CHECK

認知症予防、脳のリフレッシュ ワンポイント解説！

脳全体に酸素や栄養を供給する動脈をラクにします。手を使うことは脳細胞の活性化！

自分でできる認知症予防、脳のリフレッシュのワンポイント対策法と、そのメカニズムについて解説します。その対策法は、胸鎖関節を緩める運動法、首をゆっくり動かす運動法、ゴムバンドを使った手のほぐしの三つを紹介しています（P85写真）。その運動法は脳全体への血流を促す期待がもてます。

胸鎖関節を緩める運動（写真①）と、首を左右にゆっくりと動かす運動（写真②）の関節運動法の作用は、首の筋肉のコリを緩めて首を通る動脈の圧迫がラクになり、脳への血流促進に期待がもてます。首の前側を触れるとドキドキと触れるのが頚動脈、頚椎の骨（横突起）を通るのが椎骨動脈です。その血管は左右あります。この二つの動脈の流れを、この運動法でラクにします。

手の神経は脳から約30％伸びています。ゴムバンドを手に巻いてほぐすことは、脳から手に伸びている約30％の手の神経が刺激されると、手、腕、頚椎、脳へと刺激が伝導されて、脳細胞を活性し脳血流促進に期待がもてます

認知症予防　1 Point

ワンポイント改善法

■脳血流促進のポイント

・総頚動脈、椎骨動脈の血行を促すこと。

写真①

胸鎖関節に手を当て肩をゆっくり動かす運動

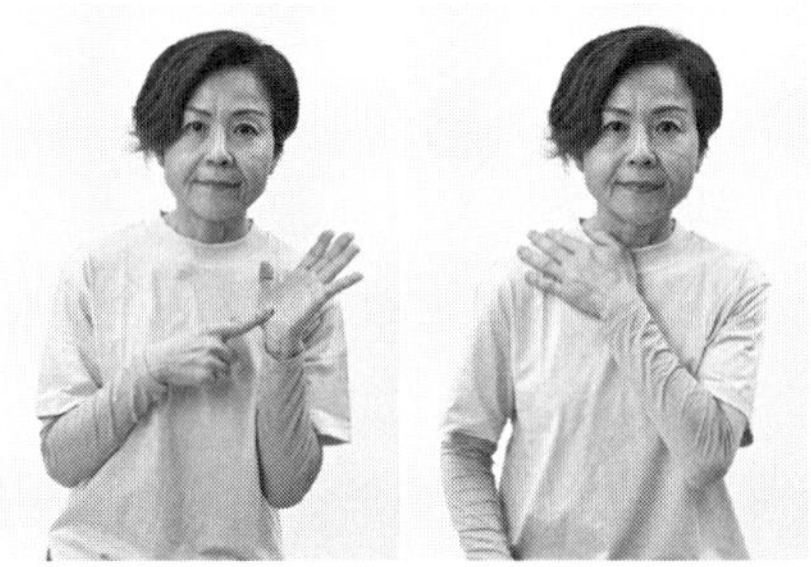

胸鎖関節運動と首まわしは、首コリ肩こり頭痛編でご紹介しています。

写真②

首を左右にゆっくり動かす運動

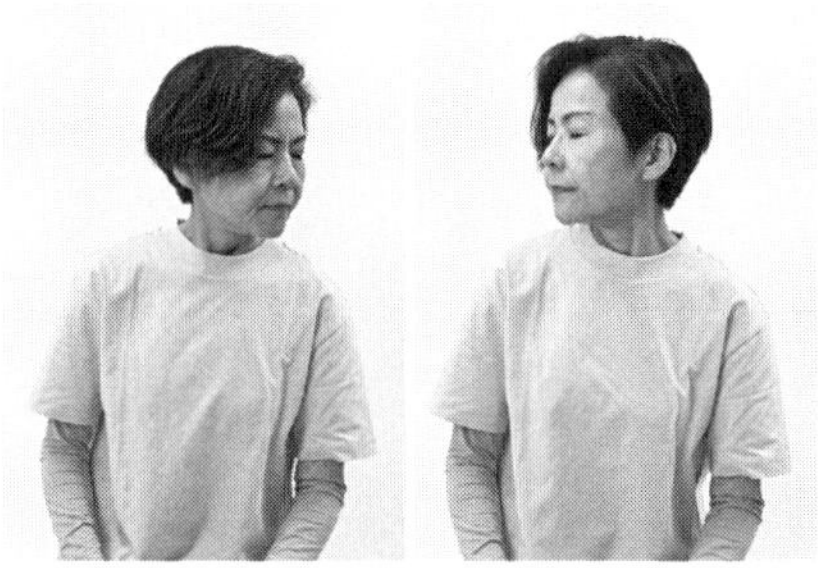

首を左右にゆっくり数回動かします　鼻先をゆっくり振るように動かしてみましょう。

■手から腕へのゲートル巻き

写真③

手から肘に向かって螺旋状に巻きます。
螺旋状に巻くことをゲートル巻きといいます。
巻いて1分ほどで取り外します。1日1、2回行います。

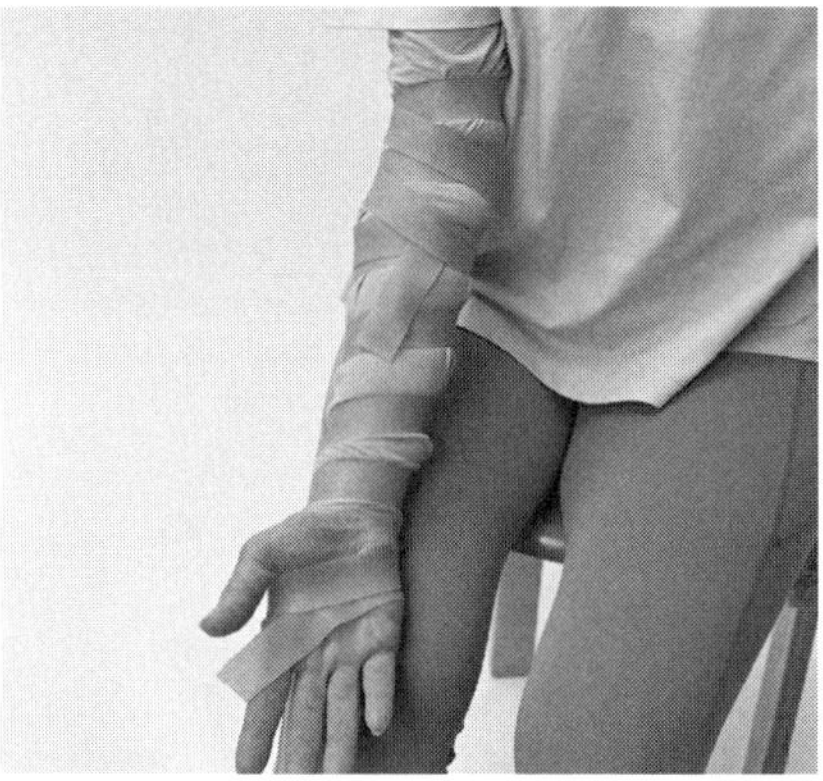

（P85写真③ゲートル巻き）。

ところで、市川式骨盤調整の施術を受けている高齢の方からの質問があったことがあります。「デイサービスで、折り紙や塗り絵をやっているんですが、それって子どもの遊びみたいで意味あるんですか？」という質問でした。整体術師の視点から答えると、脳の約30％の神経が手に向かっていますので、手を文化的に使うことで脳の神経の約30％がうまく刺激され、脳細胞の活用化に期待がもてます。それが認知症予防に役立つので意味があることだといえます。首の筋肉骨格は体の一部のパーツですので、骨盤を含めた全身からほぐし整えることが大切です。

整体師は認知症予防の専門医ではありませんので病的なことを判断することはできませんが、本書の運動法で首の筋肉をラクにしていくことで、脳への血流促進に役立つと思います。

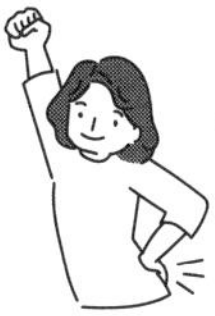

7 手指のこわばり

1Point お湯にひたす3分

手指のこわばりの整体的改善法は3分間お湯に手をひたすことと、手指のゴムバンド巻きがあります。

3分間お湯に手をひたす方法は、ちょっと熱めの温度のお湯に手をつけること。その中に重曹を小さじ一杯ほど入れていくと、肌に滑らかさがでてきます。この方法は温熱作用によって、手指の血液リンパの流れを促します。

手指のゴムバンド巻きは、指に巻く方法と手の平に巻く方法があります。巻いている時間はたったの1分。そしてゴムバンドを取り外します。その作用は、ゴムバンドを取り外したとき、スーッと血液リンパが流れ出し、同時に疲労素を含んだ血液も動き出し、滞っていたところに栄養や酸素を含んだ血液が送られリフレッシュされます。巻き方は、次のワンポイントで説明します。

人の手は解剖学的に、脳からの神経が約30％伸びています。認知症予防・脳のリフレッシュ（P85）でも述べましたが、手指の血液リンパの流れを促すことで、手指の動きがラクになるだけでなく、脳への刺激にもなります。

人は手を使って食べる、書く、道具を使う、

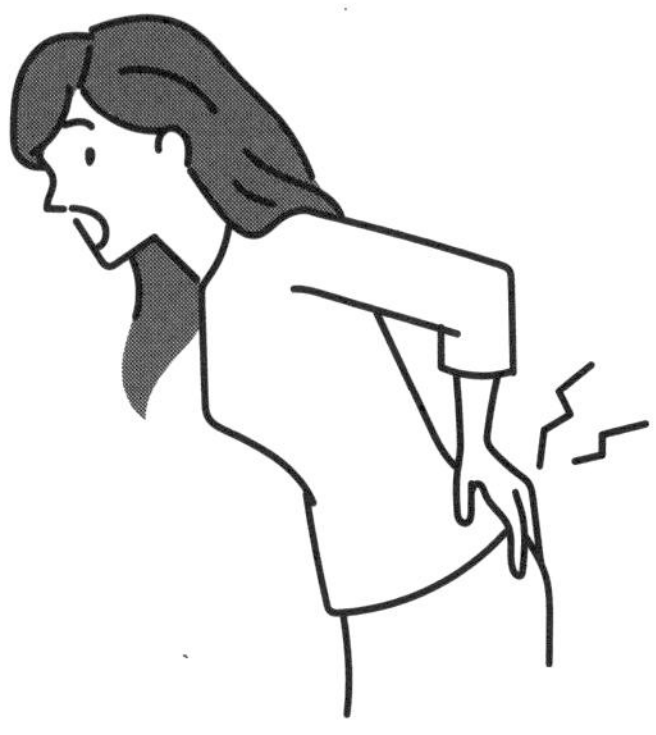

二本足で立って歩くという生物です。その体の動的機能として、立って歩くこと、物を持ち上げるなどの動きがあり、人体に最も負担がかかるところは腰と骨盤の部分です。

手を動かす、食べる、書く、道具を使うという動作は、脳からの司令で行うもの。手指が動くときは、手の感覚神経が物を感知して脳に送ります。手を動かす、物を感知する、その往復の神経活動が脳を活性化しているのです。脳神経の約30%が手指に向かっているため、手指の血液リンパの流れを促して、手指の手入れをしておくことで脳の働きがより活発化し、脳と神経の老化予防にもつながると筆者は考えています。また、手を自分でマッサージすることも血液リンパの流れに効果的です。手指の運動や手首の運動も、脳神経を刺激して老化予防に効果的だと考えています。

整体的に手指から体全体を広く観察すると、腕、肩、頸椎、そして肩甲骨、背骨、腰部、骨盤と骨格的にすべて連動しています。人の動きは連動運動によるものなのです。詳しくは専門的になるので割愛しますが、まず、末端の手指の血液リンパの流れを促すことで全身の体液の巡りをもスムーズになっていきます。手指にフォーカスして、手指のこわばり改善予防策は、お湯で手を温める、手指のゴムバンド巻き、手指の関節マッサージがあります。どれも自宅で簡単にできるのでトライしてみてください。手指のこわばりが少しずつラクになっていきます。

手指のこわばり　1 Point

改善予防策

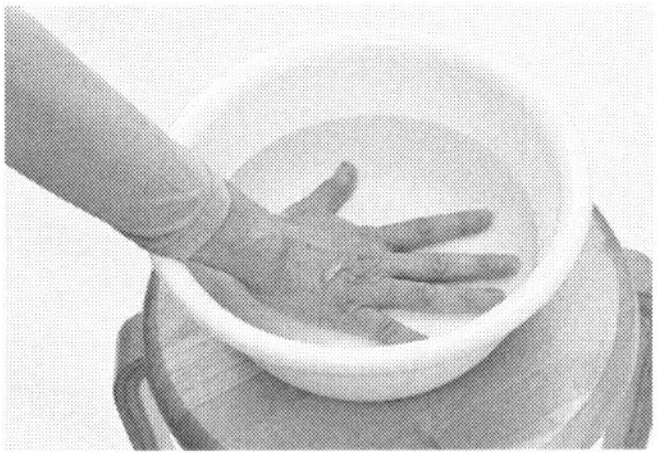

■３分間お湯に手をひたす

スプーン小さじ１杯の重曹湯にすると、肌が滑らかになりやすい

■手指のゴムバンド巻き

指巻き　巻き時間１分

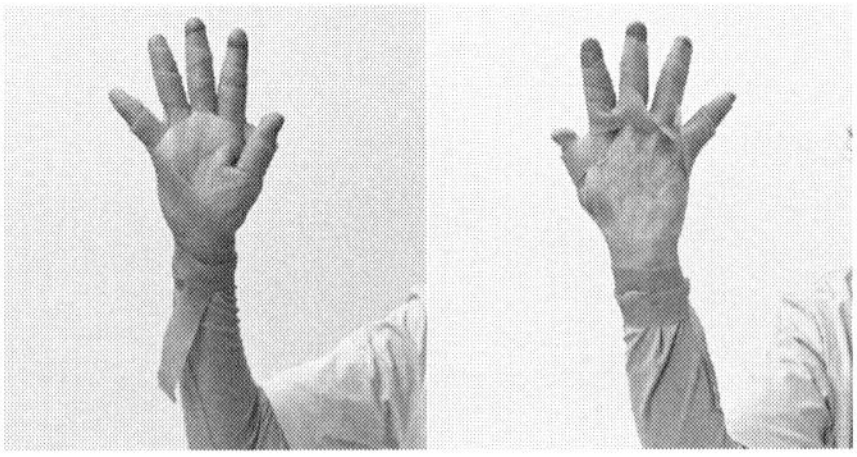

指の１本１本に巻く巻き方

手のひら巻き　巻き時間１分

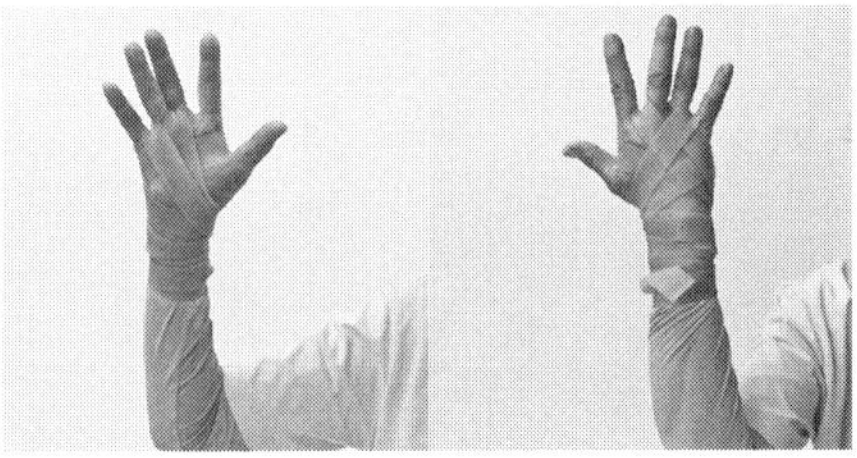

手の平、手の甲に巻いて取るだけ

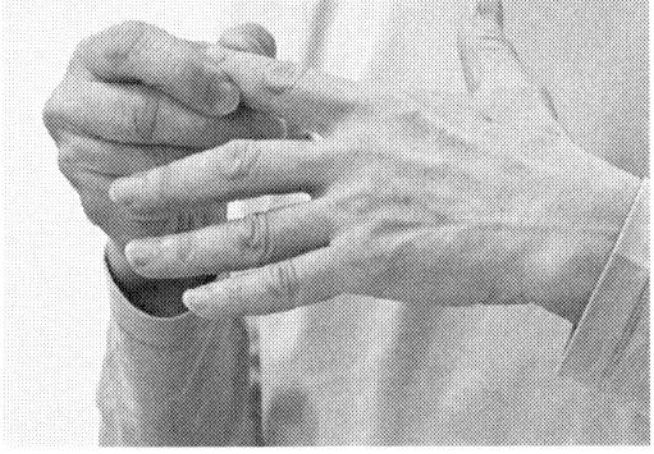

■指の関節のマッサージ

指の関節を１本１本つまんでいく。
手指の関節の動きがスムーズになっていきます。

8

自律神経

1Point

背中をほぐすこと

自律神経が乱れることを自律神経失調といいます。自律神経の交感神経と副交感神経の働きが崩れることといわれています。

自律神経というのは臓器、血管、リンパ管に向かって司令を出しています。その自律神経は脳から始まり背骨のラインを通って、各臓器器官に走行しています。首、背中、腰、骨盤のラインの筋肉が固くなると、自律神経にも必然的に影響が起こり、自律神経に不調が起こると整体的に考えています。

またさらに、背骨ラインに歪みが起こると自律神経が圧迫され、慢性的な自律神経失調化も否定できません。

2章の4「これを知れば病気の不安がやわらぐ〈症状と歪みの病理論〉」で、自律神経と背骨の歪みと症状について解説しました。

ただし整体術でどんな自律神経失調も改善するとは限りません。なぜなら、臓器の不調というのは、食事の問題、胃炎のような粘膜症状の問題、生命の維持器官となる心臓や肺の内部要因など、医療機関でなければ診られない疾患があるからです。

整体術からみると背中の慢性的な筋肉の萎縮が起こると、血液リンパの流れが悪くなり、

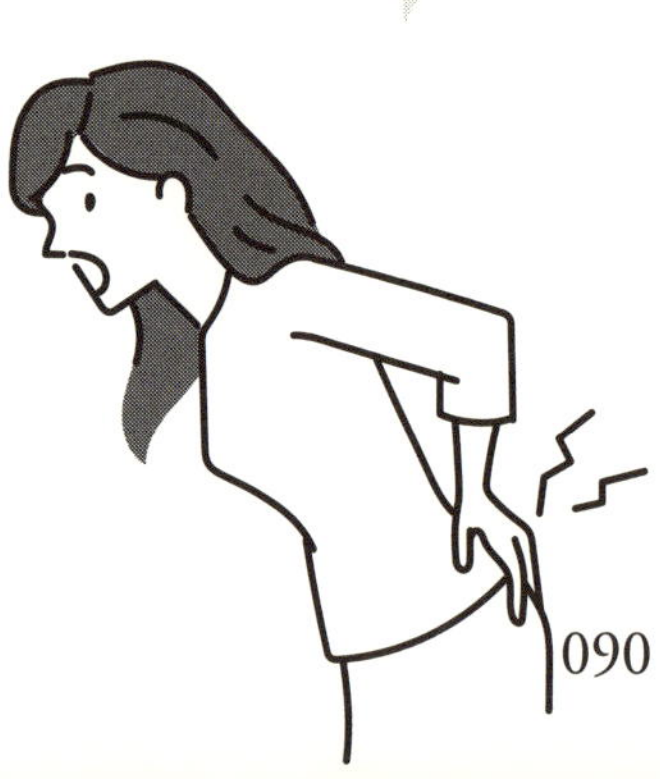

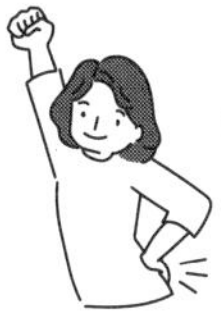

背骨のラインを走行する自律神経そのものへの酸素栄養の供給が減少します。すると、自律神経そのものの働きが徐々に低下して、臓器器官が十分に機能しなくなっていきます。

例えば、夏場の冷房。冷房の部屋に長く入って背中の芯まで冷え切ってしまうと、背中の筋肉の萎縮が強くなり、自宅でストレッチをしてもなかなかほぐれない状態になります。筆者もそのような経験がありました。冷房の強い電車に乗って、長い時間うとうとしたために背中の筋肉が強い萎縮を起こしてしまい、自律神経が乱れて胃腸の調子を崩した経験があります。もし読者の皆さまがそうなってしまったら、筋肉が慢性的にカチカチになってしまわないうちに、お早めにお近くのマッサージ店でほぐしてもらうと早くラクになります。放っておくと、背中の自律神経の不調が慢性化し、胃腸などの臓器の機能が低下したままになりかねません。

ここで知っていて得する自律神経と背骨の関係についてお話ししましょう。

自律神経には交感神経と副交感神経があります。背骨全体をながめると、胸椎から腰椎に交感神経が集中し、頸部と仙骨に副交感神経が集中しています。施術的に考えると、頸部と骨盤をほぐすとリラックス感が起こり、胸椎から腰椎をほぐすと高ぶった交感神経がラクになっていきます。猫の頭から首をなでると猫はリラックスします。それは副交感神経が働きだしたからです。

便秘のセクションで、座りながら仙骨マッサージをすると便秘によいと紹介しましたが、仙骨神経叢の副交感神経が刺激されると腸のぜん動運動を促す働きが起こってくるためと考えられます。

頸部と仙骨が副交感神経ゾーン、胸椎と腰

椎が交感神経ゾーン。そのメカニズムを知っていると、ゴムバンドをより効果的に巻けるようになることでしょう。

自律神経　1 Point

背中のほぐし

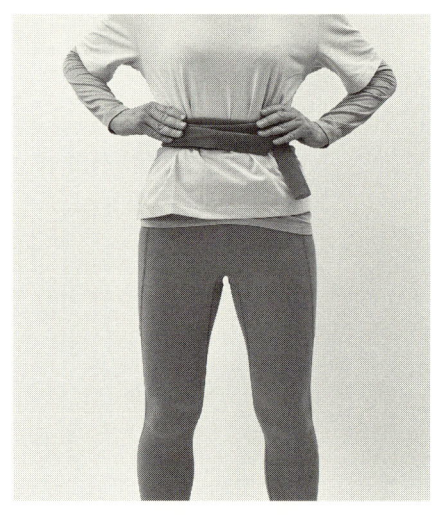

背中巻きで背骨の交感神経をラクにします。

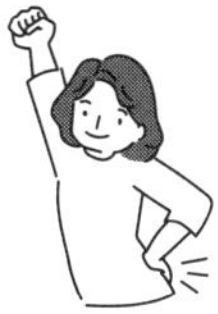

9 心臓と脳の悩み

1Point 脚のゲートル巻き

三大疾患の脳血管疾患、心臓病、癌については医療機関が治療を行います。ここでは整体術の立場から脳と心臓の話をします。

脳と心臓は日々休みなく働く器官です。共通するポイントは「管」。管とは、血管とリンパ管です。そのうち血管が詰まることが大きな問題です。整体でできることは、体の歪みから筋肉の萎縮をほぐして、全身の血液リンパの流れを促すことです。これにより血管の広がりが促されていくと、血管の詰まりを防ぐことができると考えられます。詰まりを防ぐには、整体術以外に、食事、軽い運動、飲み過ぎ食べ過ぎにも注意しなければなりません。整体術では、脳も心臓も体の一部と捉えています。そのため、体全体をほぐし歪みを整えていくことで、血液リンパの流れが相対的に促され、脳や心臓への血液の流れがスムーズになっていきます。

エコノミー症候群という言葉があります。簡単にいうと、ふくらはぎの血行が悪くなって、ふくらはぎの血管が圧迫を受けて血栓ができやすくなる病気です。そこで足からふくらはぎをマッサージするとエコノミー症候群を予防できるといわれています。

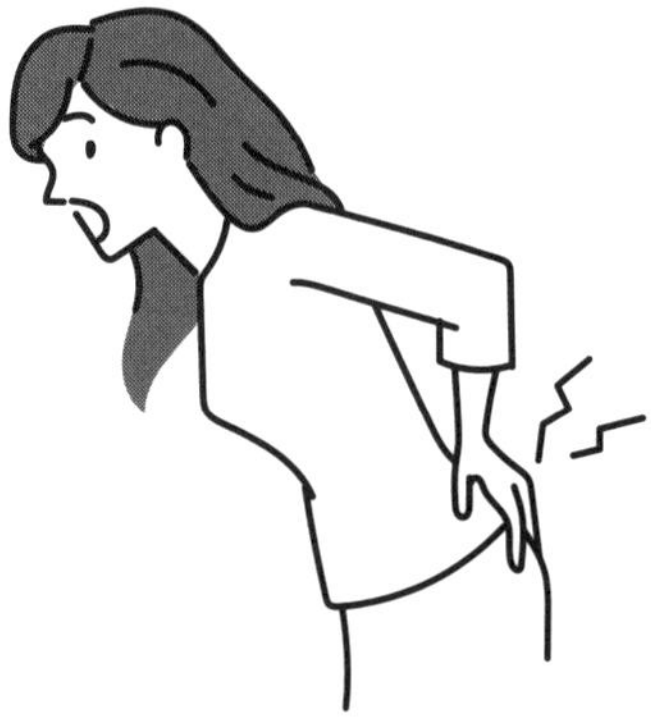

疲労したふくらはぎと足の筋肉をほぐしておけば血管やリンパ管が滑らかになり、血栓ができにくくなると整体的には考えます。

心臓から最も遠く重力の負担がかかる「管」はどこかというと、足です。足を含む下肢は、股関節、膝、ふくらはぎ、足首、足の指です。立っているとき、心臓から血液が重力に沿って足に向かい、重力に逆らって心臓に戻っていきます。下肢の筋肉の運動は、筋肉のポンプ作用が働いて血流を促し、心臓へ向かう血管の「管」の負担を軽くしてくれます。

下肢全体を観察すると、下肢には大腿と下腿にたっぷりな筋肉で構成されています。そのため血液リンパの量も多く、もし、下肢の疲労で筋肉の萎縮度が強くなると、心臓から足に向かう血流、足から心臓に戻る血流の停滞が起こってくると考えられるのです。それにともなって血圧、脈拍、脳への血流の悪影響も否定できません。その予防策として自分でできる方法は、下肢へのゴムバンド巻き、ゲートル巻きがおすすめです。

整体術では、下肢をほぐし血行をよくすることで心臓の負担をラクにし、さらには血圧機能を予防できると考えています。

心臓と脳の悩み　1 Point

脚のゲートル巻き

■ゴムバンドで心臓の負担をラクにする巻き方

下肢のゲートル巻き

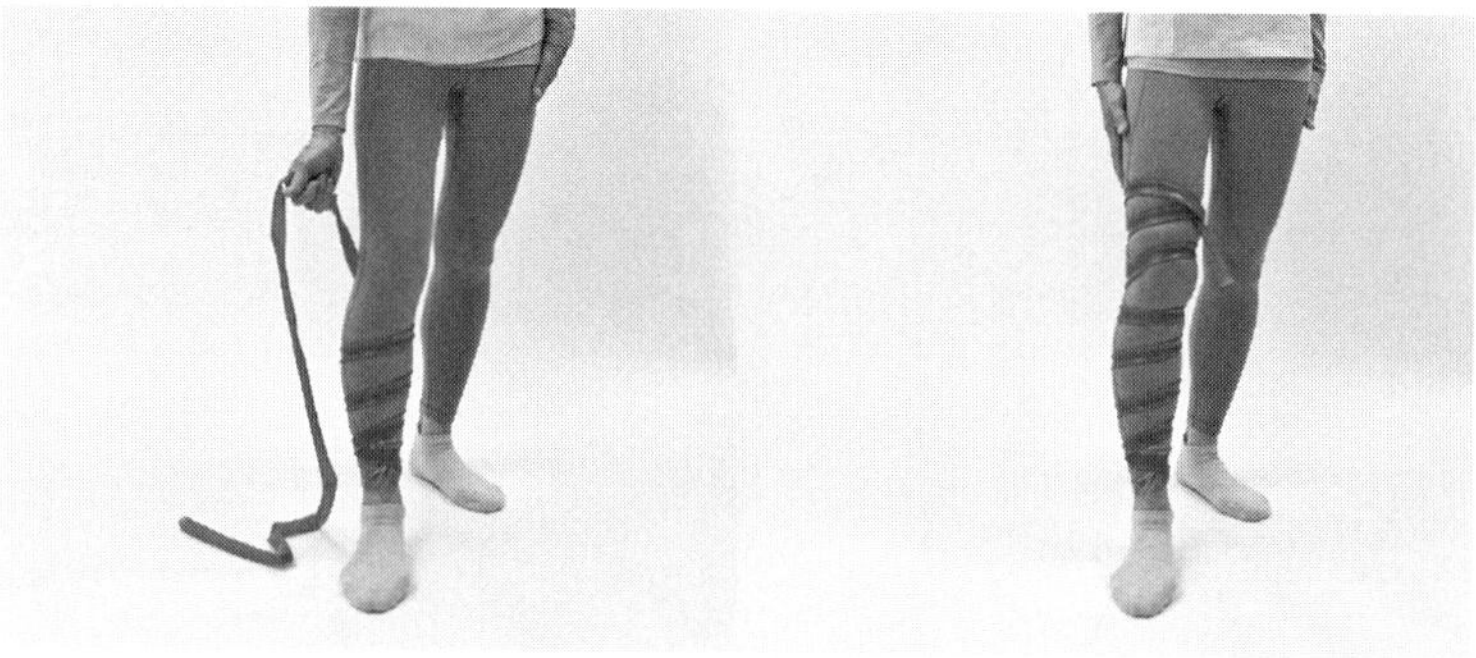

片側ずつ巻いてみましょう。

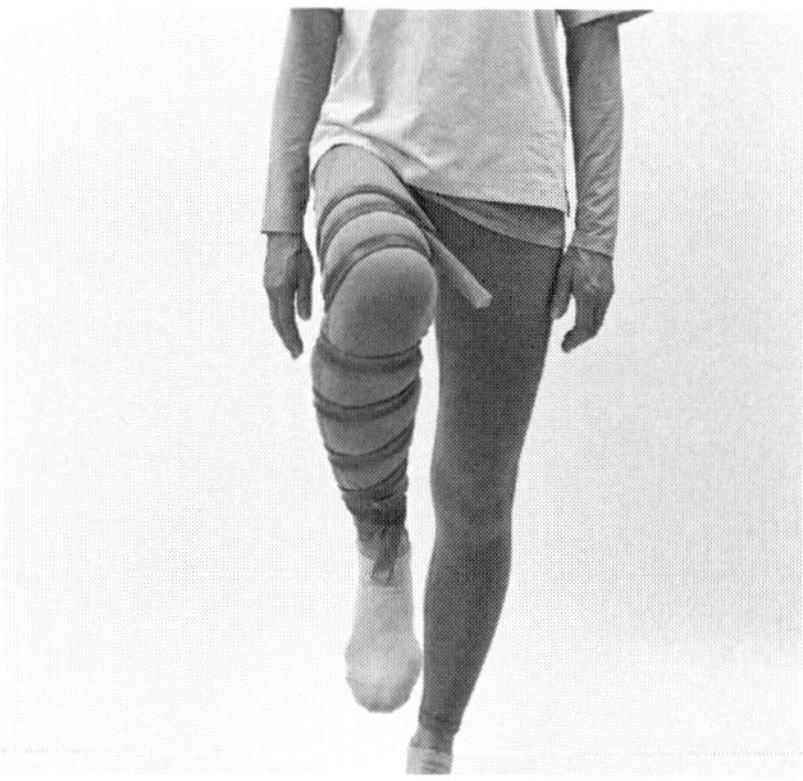

ゲートル巻きのまま 10 ～ 20 回足踏みをすると、ゴムバンドの圧迫作用でほぐし効果がアップします。
このゲートル巻きは「不妊・安産・産後」の章でも解説しています。

4章

若々しい姿勢へ！骨盤から姿勢改善法

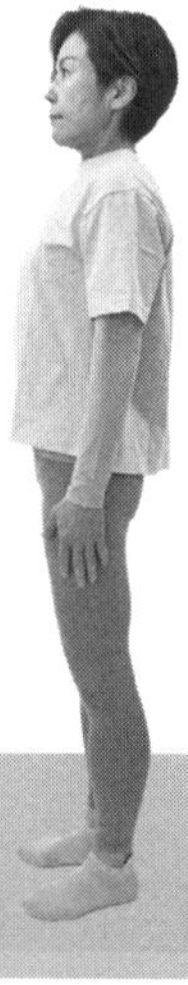

1 姿勢が悪くなる原因と、姿勢改善の対策!

体の姿勢――。背すじがスッと伸びていると、健康的で若々しく爽やかにみえます。姿勢が悪いと、肩こり、腰痛の原因になります。

姿勢は、年齢問わずとても気になります。市川式骨盤調整・整体術の理論には自分で姿勢を整える改善法もあるので、この章で紹介します。まず、姿勢がなぜ悪くなるのかを考えてみましょう。

単なる背中の疲れも、姿勢が悪くなる原因になります。また、年齢的にも姿勢が悪くなることがあります。骨盤から背骨が歪んで姿勢が悪くなることもあります。背中が丸くなる、あるいは歪む、さらに筋力の低下が重なってくると姿勢がより悪くなっていきます。

腰のつらさをかばっているとだんだん姿勢が悪くなっていくこともあります。また、外力によって背中のコリ、背骨の歪みが起こることで姿勢が悪くなることがあります。転倒もそうですね。道で転んだ、階段から滑って打った、スポーツで全身を歪ませたなど、衝撃による背中の歪みが、悪い姿勢を形づくってしまうこともあります。また、お腹の調子が悪いことからも姿勢が悪くなることもあります。例えば、胃の調子がよくない状態が続

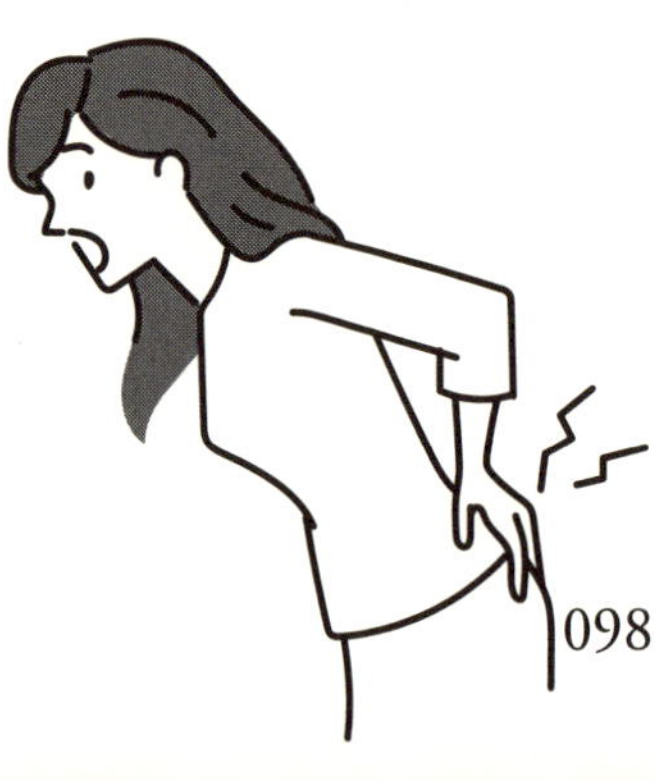

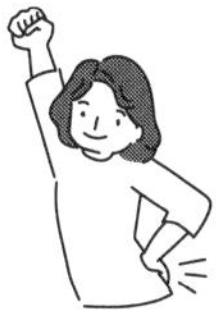

くと、前かがみになり、その影響で背中が丸くなって悪い姿勢を引き起こします。

　このように、姿勢が悪くなる原因はいくつも考えられます。

　体のコリ歪みが強い場合、なかなか自分で姿勢をよくしようと思っても思うように姿勢が伸びません。そのようなときは施術を受けて、他動的にコリ歪みをほぐし整えていったほうがよいでしょう。

　骨盤調整・整体術では、体全体の筋肉の萎縮や歪みズレをみていきながら施術していきます。すると、コリ固まった筋肉がほぐれ整えられていき、姿勢もラクになって伸びていきます。背骨を傷めて姿勢が悪くなった場合は、傷めた背骨周辺の筋肉の強い萎縮をほぐしていくとだんだんラクになって姿勢が伸びていきます。1章で紹介した脊椎圧迫骨折の高齢女性、小坂井さんはその一例です。

　整体を受けなくても体の疲れ程度からくる姿勢の悪さであれば、よく休むこと、よく眠ること、たったそれだけで背中の筋肉の疲労がラクになって姿勢が自然とよくなってくることもあります。

　さて、自分で姿勢をラクにするおすすめの方法は、**ゴムバンドの姿勢改善法**です。そしてもうひとつ筋肉イメージの**骨盤姿勢改善法**です。

2 自分でできるゴムバンドで姿勢改善！

ゴムバンドの四つの作用

ゴムバンド改善法の作用とは――。

ゴムバンドを体の一部に巻いて、しばらくたったらゴムバンドを取ります。この簡単な操作に整体的な作用があります。それは、**ほぐす作用**、**歪みを整える作用**、**筋肉の代用作用**、**骨格を支える作用**です。その作用で、体のコリ歪みを自分でラクにすることができるのです。それでは一つ一つ解説していきます。

★ほぐす作用

ゴムバンドを強めに巻いて数分でパッと取ります。すると、筋肉を締める解放の働きで指圧効果が起こります。ゴムバンドを取ったときに血液リンパの流れがスーッと促されます。いわゆるあん摩指圧マッサージのほぐし効果なのです。これをほぐしの作用と呼んでいます。

また、ゴムバンドを巻いた状態で、立つ、歩くなどの動きをしても、ゴムバンドが筋肉を締めたり反発したりすることで筋肉が刺激され、あん摩指圧マッサージのほぐし作用で

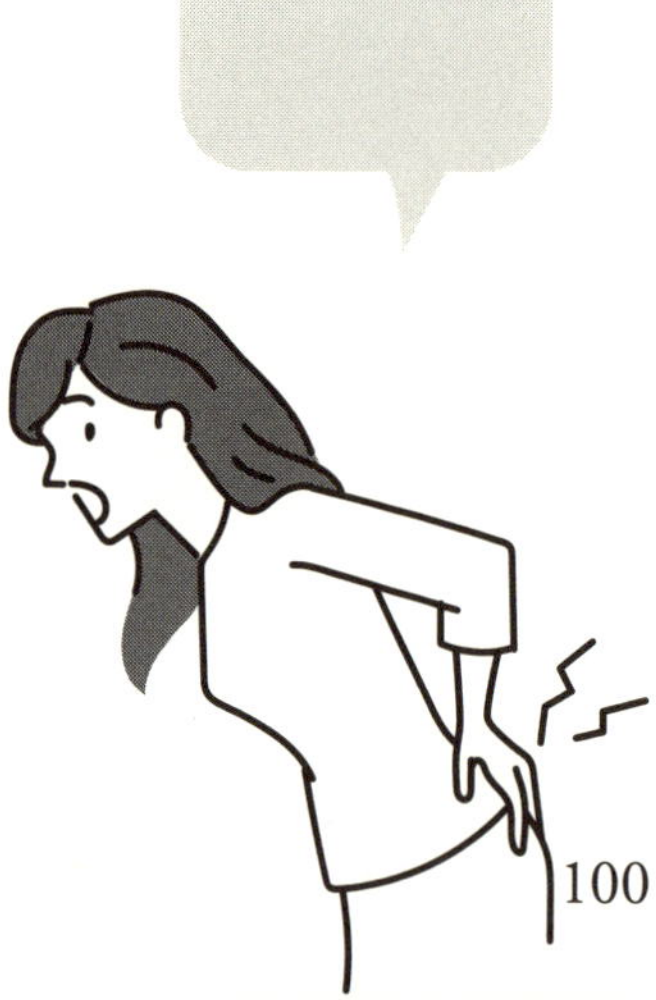

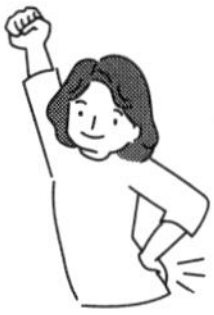

血液リンパの流れが促されます。ただし、ゴムバンドを強く締めすぎて我慢したり、痛いほど締めすぎたりしてはいけません。

★歪みを整える作用

ゴムバンドを取り外したあと、筋肉の萎縮が緩んでラクになってくると、体は元の良いポジションに戻ろうとする回復力が働き、巻いた部位から周辺の筋肉までがほぐれてラクになり、自然と体の歪みが整えられていきます。もちろん、筋肉の萎縮の程度によって、ほぐれ感は異なります。

★筋肉の代用作用

骨盤にゴムバンドをキュッと巻いておくと腰がラクになります。

例えば、腰がつらいときに骨盤にゴムバンドをやや強めに巻いておくだけで腰の支えがラクになります。腰がつらいときは、筋肉の萎縮が腰周辺に起こります。腰に負担がかかると、筋肉が萎縮し、歪む方向に引っぱられて、腰のつらさを感じてくることがあります。そのとき、骨盤にゴムバンドを巻くと、ゴムバンドがそれ以上歪まないように支えてくれ、腰がラクになるのです。いわゆる腰痛コルセットと同じ作用です。

ただし、長い時間ゴムバンドを巻きすぎると、汗ばみやかゆみが起こることがあります。また、ゴムバンドの締める働きできつく感じることがあります。そのようなときはゴムバンドをすみやかに取り外してください。

★骨格を支える作用

骨盤の仙腸関節や腰椎の関節がズレていると、関節のぐらつき感が起こります

例えば、産後。産後は、骨盤の仙腸関節に

ぐらつき感が出ることがあります。そのとき骨盤にゴムバンドを巻いておくと骨盤から腰椎の関節が安定し、もとの安定したポジションに関節が戻りやすくなります。

また、体が疲れたとき、姿勢がだんだん悪くなります。そのとき骨盤、あるいはウエストにゴムバンドを巻いておくと背すじが安定します。これがゴムバンドの骨格を支える作用です。

ゴムバンドの種類

当施術所で推奨しているゴムバンドは、筋肉に近い性質の天然ゴムを含んだゴムバンドを使っています。主に二種類の形があります。チューブ状とフラット状です。

チューブタイプ

チューブタイプのゴムバンドはしっかりとした締めつけ感で巻くことができます。

体表から、筋肉、骨格、関節へと、しっかりフィットしていきます。骨盤、体幹、肩、腕、足、手首足首といった部分に巻くのに適しています。

チューブのサイズは、大(L)幅3・9cm、中(M)2・5cm、小(S)1・8cmの三つのサイズがあり、サイズの目安は、大（L）が腰用、中（M）が背中肩用です。小（S）が腕脚用です。

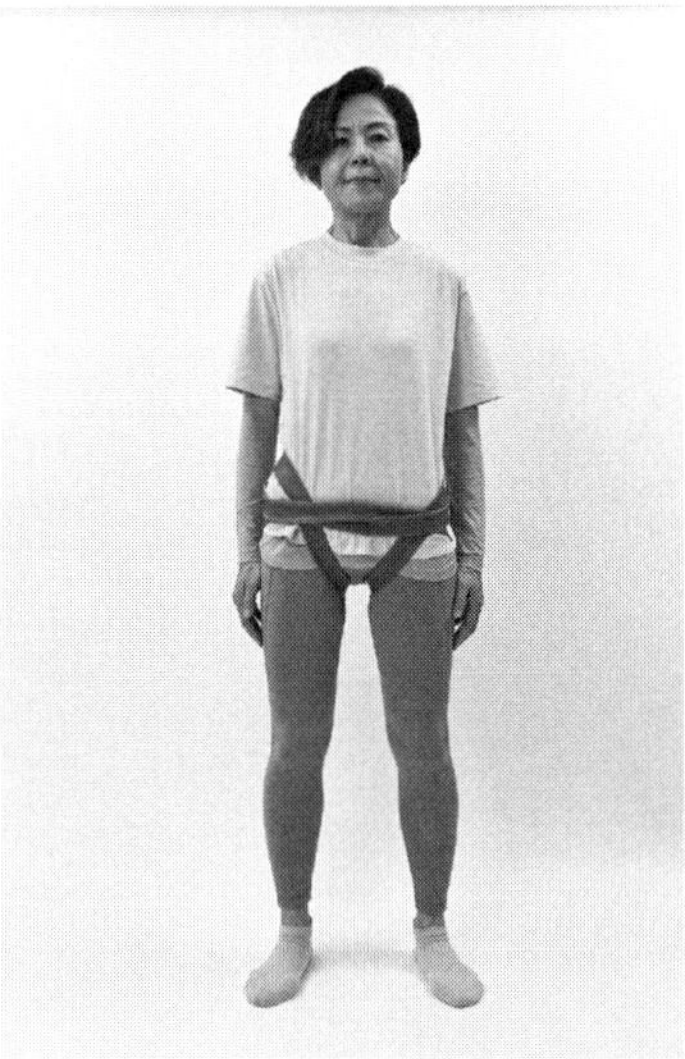

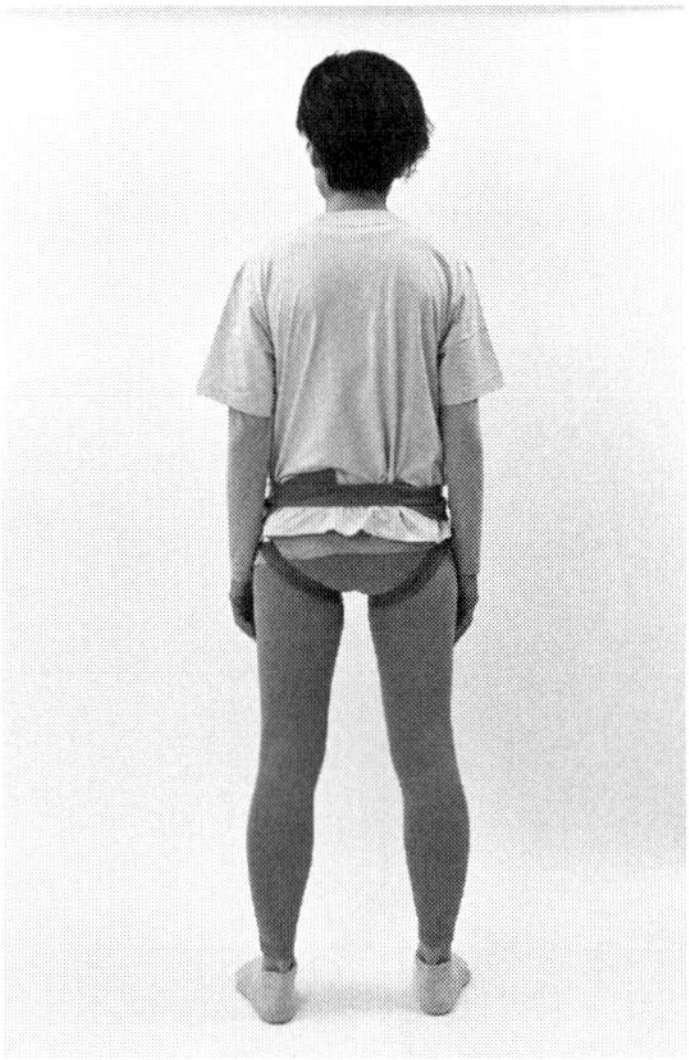

チューブタイプのゴムバンドは、筋肉にしっかりフィットします。

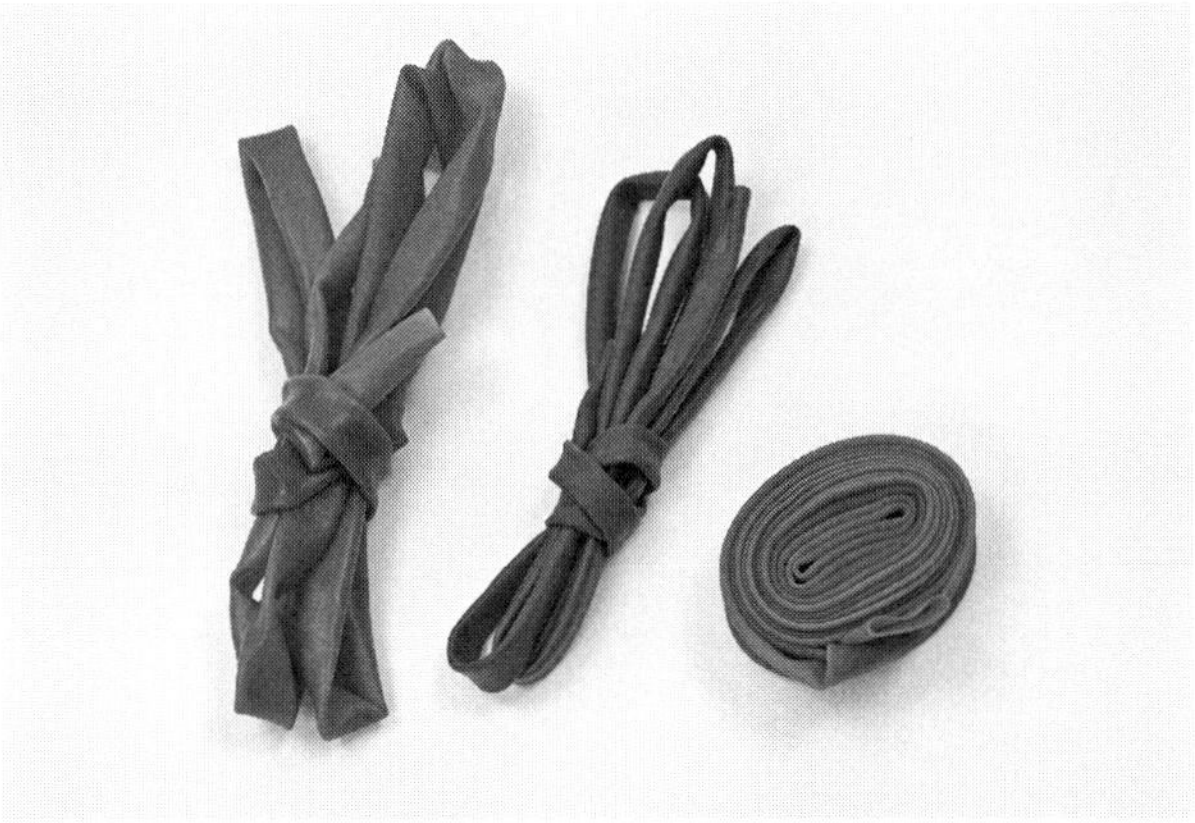

■チューブタイプ

フラットタイプ

フラットタイプのゴムバンドは、体表に当たる面積が大きいため、体表を包みこむようなフィット感で巻くことができます。

骨盤用と指用があります。骨盤用バンドはワンタッチマジック式で、一枚タイプのシングル、二枚タイプのダブルがあります。手足の指に巻くのに適したのは平バンド幅2・5cm長さ2mです。

ワンタッチマジック式バンドは、常日頃の腰痛予防に骨盤に巻いておくことができます。

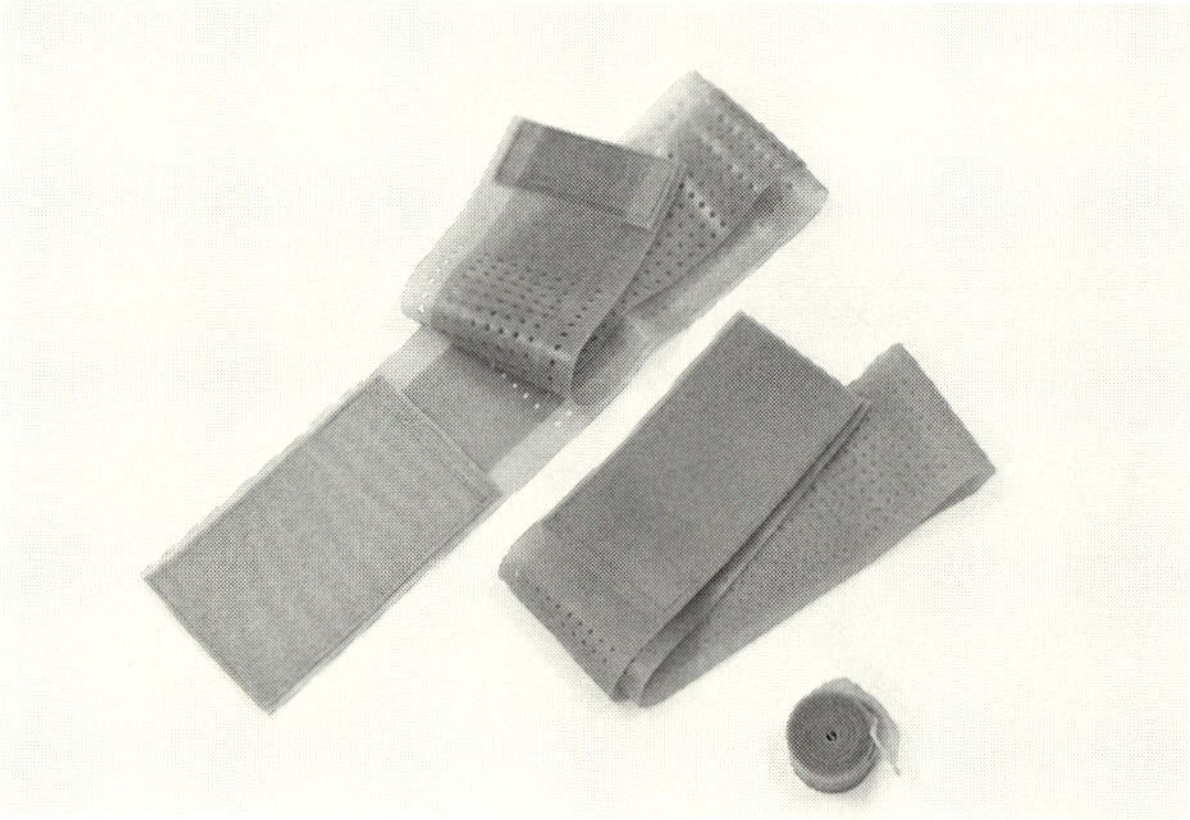

■フラットタイプ

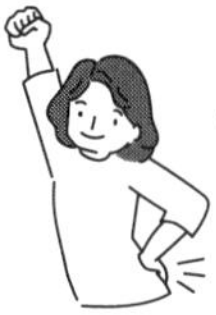

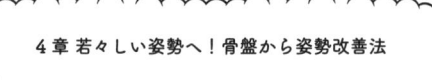

骨盤姿勢改善法の基本――腰まわし運動・骨盤に常に装着

骨盤にチューブタイプのゴムバンドを巻いて腰をクルクルまわす運動を行うと、骨盤周りの萎縮した筋肉がほぐれて、徐々に骨盤の歪みがラクになっていきます。これが骨盤運動、別名、腰まわし運動といいます。

骨盤へのゴムバンドの巻き方は、ゴムチューブタイプ腰用を使います。骨盤の上部の腸骨からこぶし一つ下のラインにゴムバンドを強めに巻きます。包帯を巻くイメージで巻き、巻き終わりは、ゴムバンドの最後の先端をゴムバンドの隙間に挟み込めば簡単に止めることができます。そして左右三〇～五〇回、ゆっくり腰をまわしてゴムバンドを取ります。また、腰をまわさずに、骨盤に強めに巻いたまま二〇～三〇分たったらゴムバンドを取る方法もあります。二〇～三〇分は目安で、ゴムバンドの締まり感にきつさを感じたらすみやかに取り外してください。常時、腰に巻いておく場合は、ワンタッチバンドの方が便利でしょう。骨盤にゴムバンドを巻いたまま家事仕事をしてもかまいません。

くれぐれも、ゴムバンドを巻いてきついな！と感じたら、無理せずにゴムバンドを取り外してください。締めつけ感が強くなりすぎてしまうと、かえって筋肉の緊張が起こるので注意してください。

骨盤運動にはゴムチューブの大（L）が便利です。常日頃には、フラットタイプのワンタッチ腰用ゴムバンドが便利です。

以前、農業をしていた女性が、腰痛予防にワンタッチバンドを購入され、農作業中に巻いていました。ちょっとした用ができ、ワンタッチバンドを木の枝に引っ掛け、その場を離れました。すると、その隙にカラスがやってきて枝に引っかけてあったワンタッチバンドをくわえて持ち去ってしまったそうです。きっと、食べ物と間違ったのでしょう。
とにかく、腰に負担のかかる作業中の腰痛予防に、取り外しが簡単なマジック式のワンタッチバンドが便利です。

フラットタイプ
ワンタッチ腰用ダブル

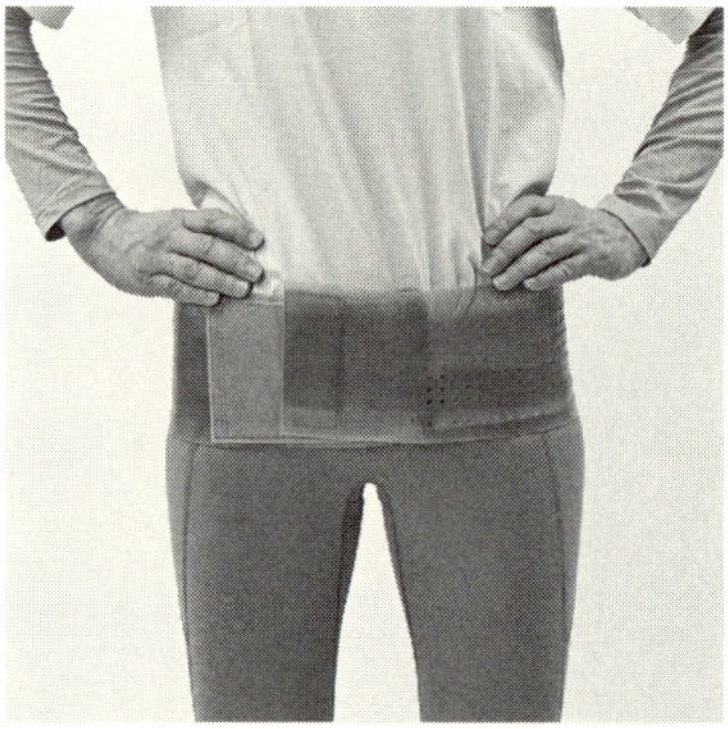

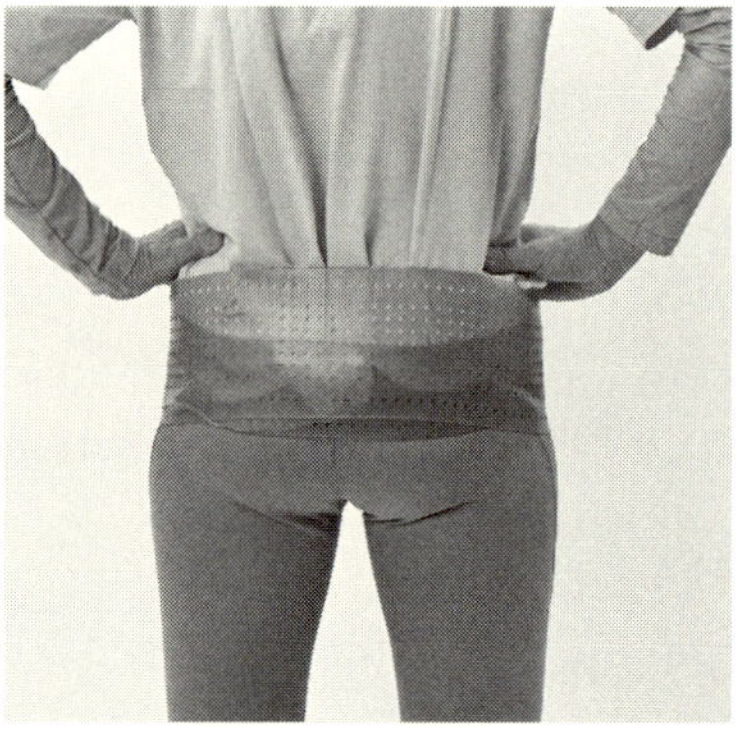

常に骨盤へ装着するならマジック式のワンタッチバンドが便利

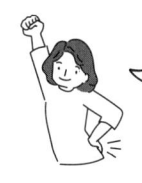

腰まわし運動のやり方（骨盤運動）

チューブタイプゴムバンド

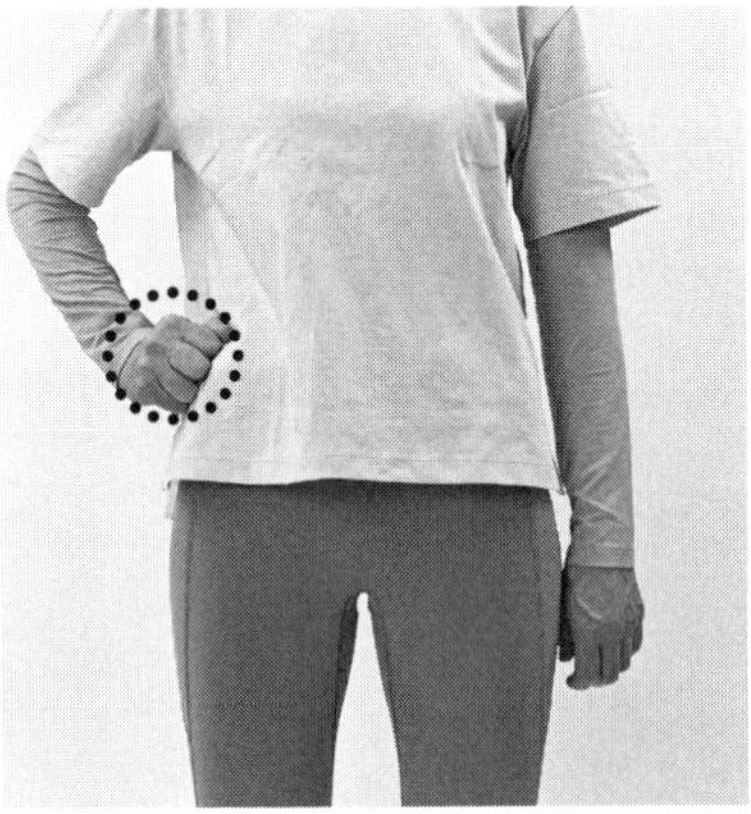

骨盤上部（腸骨稜）からゲンコツ1つ分下に巻く。ゴムチューブの最後の先端を挟み込んで完了

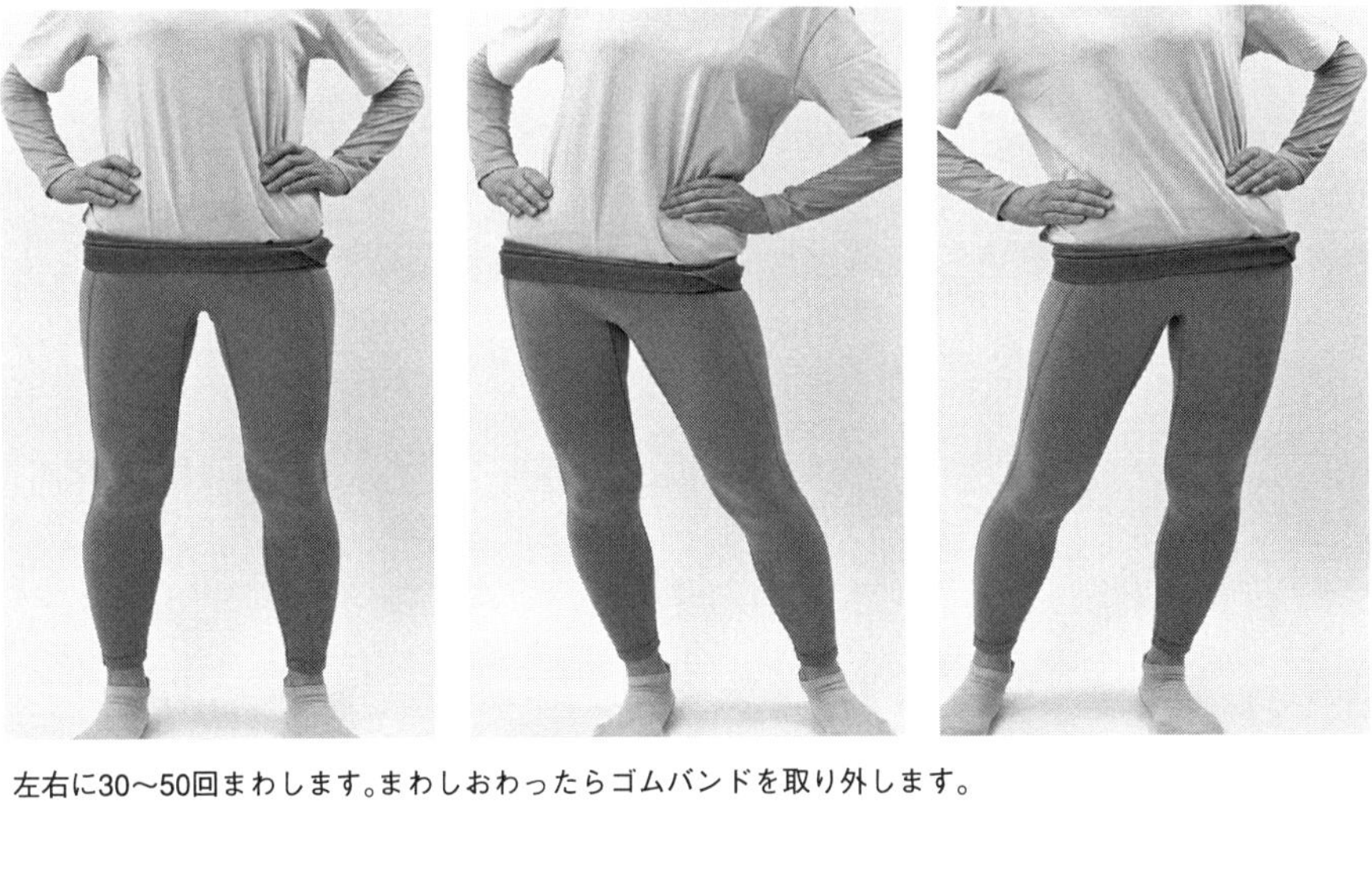

左右に30〜50回まわします。まわしおわったらゴムバンドを取り外します。

子が促される作用も期待できます。

骨盤三角巻き―便秘　坐骨神経痛　股関節が気になる方

たびたび本書で紹介する骨盤三角巻きは、骨盤全体をラクにすることができるのでおすすめです（P109写真 骨盤三角巻き）。

姿勢改善だけでなく、便秘、坐骨神経痛、股関節のつらさが気になる方にも巻いてほしい巻き方です。チューブ状のゴムバンド大2・5mまたは中2・5mを使用します。

骨盤三角巻きをしたら、左右三〇回腰をまわします。骨盤運動と同じです。巻いたままで二〇～三〇分を目安に取り外してもかまいません。三角巻きのゴムチューブの圧迫が骨盤の臀筋、股関節、坐骨神経への指圧作用となって、骨盤全体をほぐしてくれる効果があります。また、ゴムバンドを取り外したとき、腹部の血液リンパの流れが促され、お腹の調

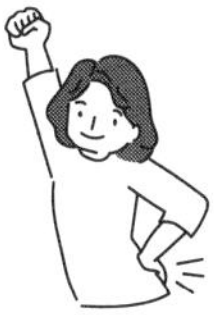

骨盤三角巻きの巻き方

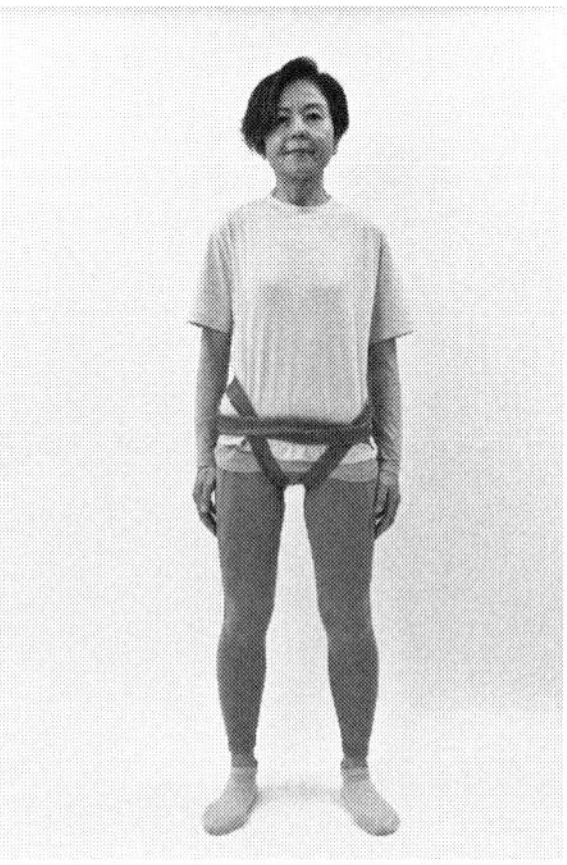

①

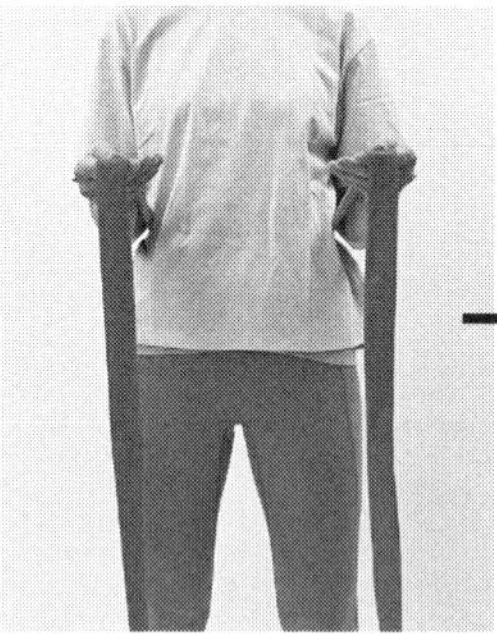

ゴムチューブの真ん中を腰の後ろに当てます。

②

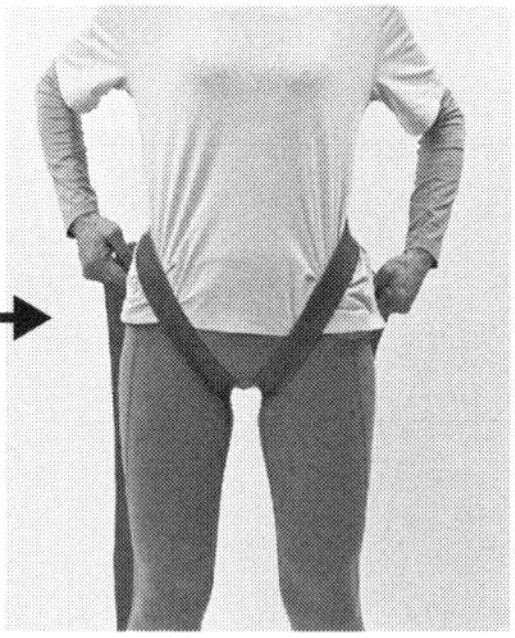

左右それぞれを股関節の内側に通します。

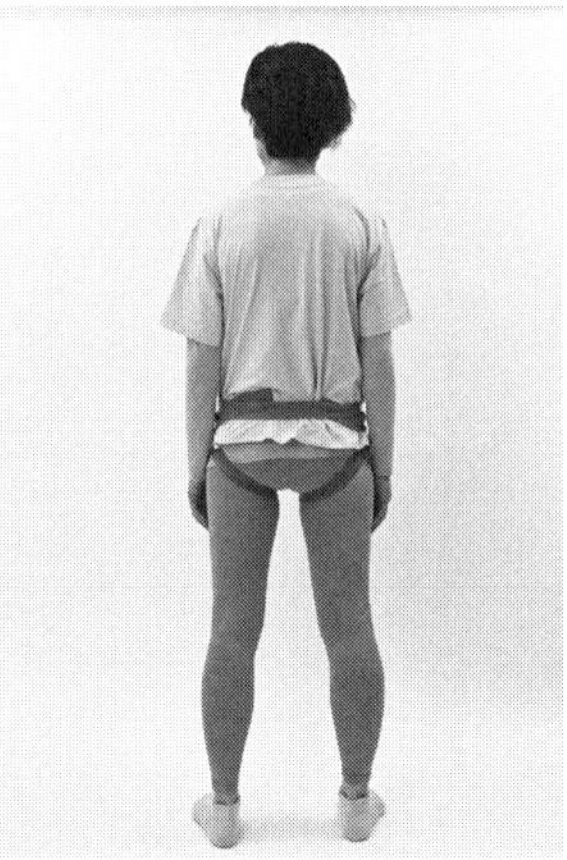

後ろから見たところ

③

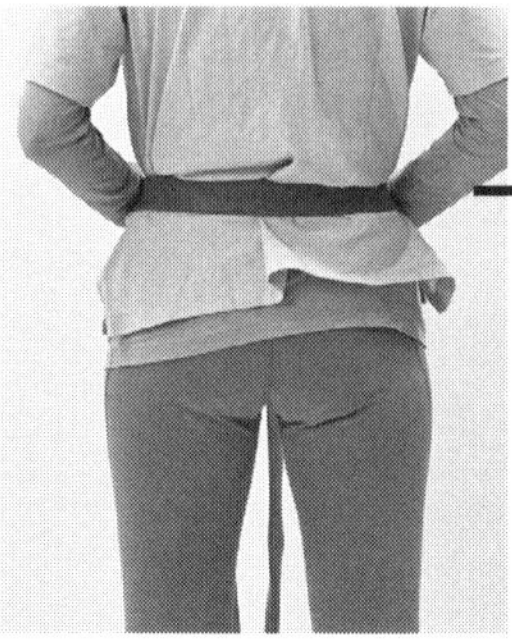

後ろから見た写真

④

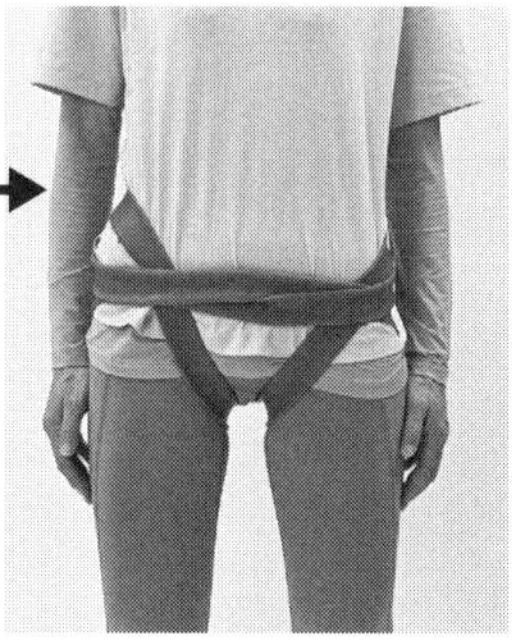

最後は、骨盤に巻いてできあがり

イスに座って骨盤姿勢改善！姿勢スッと伸びる巻き

座っているときに、骨盤がスッと伸びる巻き方です。巻き方は、腰の後ろからゴムバンドを引っかけて膝で止めます。ゴムバンドがきつく感じたら取りましょう。

座ってパソコン作業などをしているときにちょっと巻いてみましょう。骨盤がスッと伸びた感じで姿勢がラクになります。

骨盤スッと伸びる巻きの巻き方

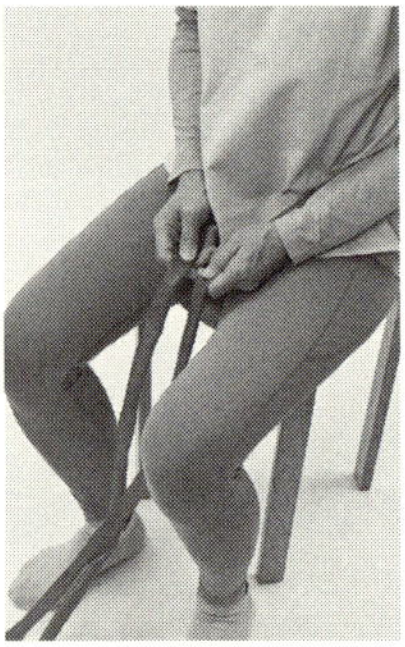

中2.5mを使います。ゴムチューブの真ん中を腰の後ろに当てます。

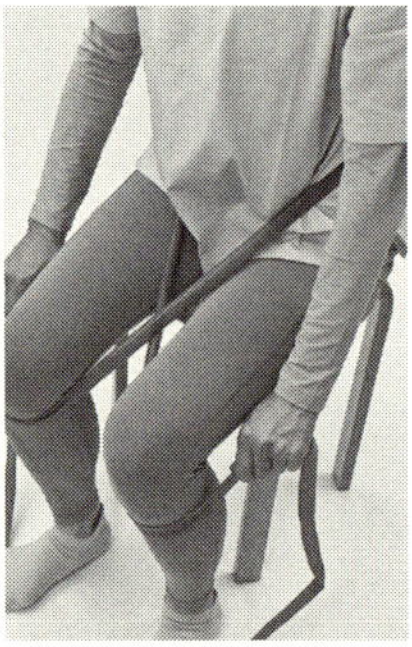

腿（もも）の内側でゴムチューブをクロスして膝の下にかけます。

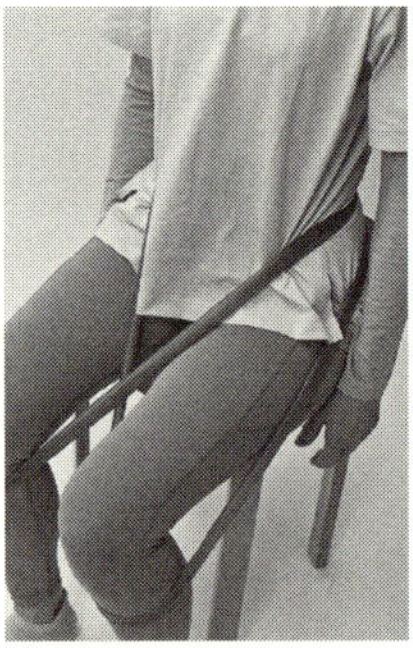

ゴムチューブの止め方は、膝の上下か腰で止めます。

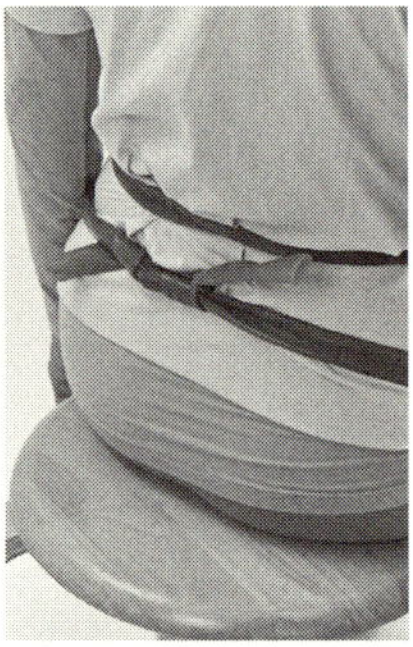

後ろから見た写真

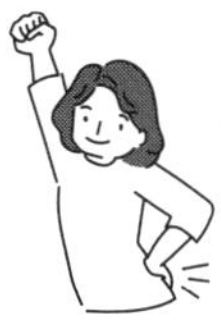

3 筋肉イメージで姿勢改善―コツは前鋸筋！ 筋肉を伸ばす意識をするだけ

筋肉イメージで姿勢改善！

次は筋肉イメージ姿勢改善法です。これは器具なしでできる姿勢改善法で本書を思い出すだけでどこでもできる簡単な方法です。さらに、毎日筋肉を鍛える必要もなく、常日頃ある筋肉を伸ばすだけ。たったそれだけで姿勢がよくなる市川式骨盤調整・整体術の姿勢改善法なのです。

日頃姿勢がよくない。背中が丸くなる。年をとって前かがみになる。その原因は、習慣からくるもの、筋肉の衰えに至るものなどいろいろあります。

姿勢改善法は、ある筋肉を意識して伸ばすだけ。伸ばすという意味はストレッチではなく、筋肉を意識して姿勢を伸ばそうとするだけの方法です。

立ち仕事やデスクワークだけでなくスポーツ、ヨガやダンス、バレエなどをされている方、音楽、芸術、工芸など、あまり動かない文化系の方にも今回のご紹介する姿勢改善法を試してください。

さて、その筋肉イメージによる姿勢改善法のポイントとなる筋肉は**前鋸筋**《ぜんきょきん》です。

前鋸筋。聞き慣れないと思いますが、前鋸

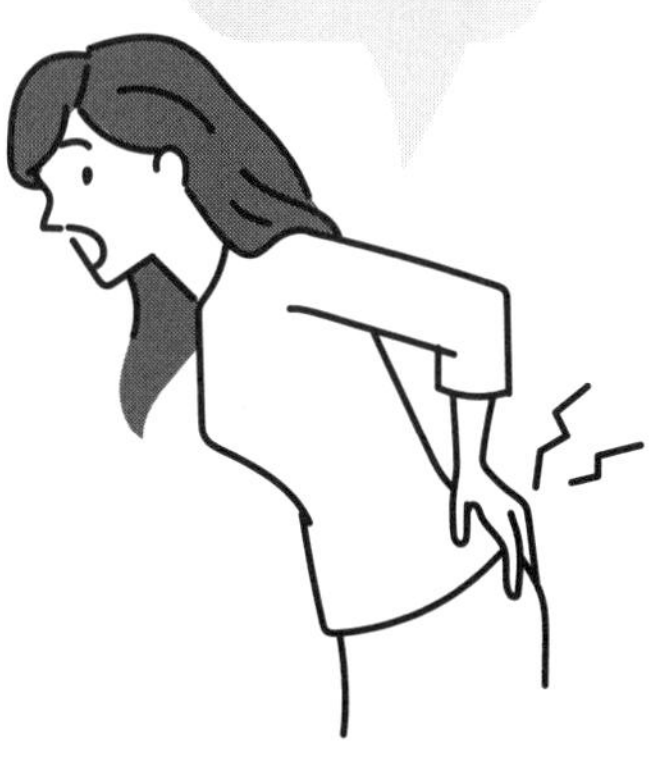

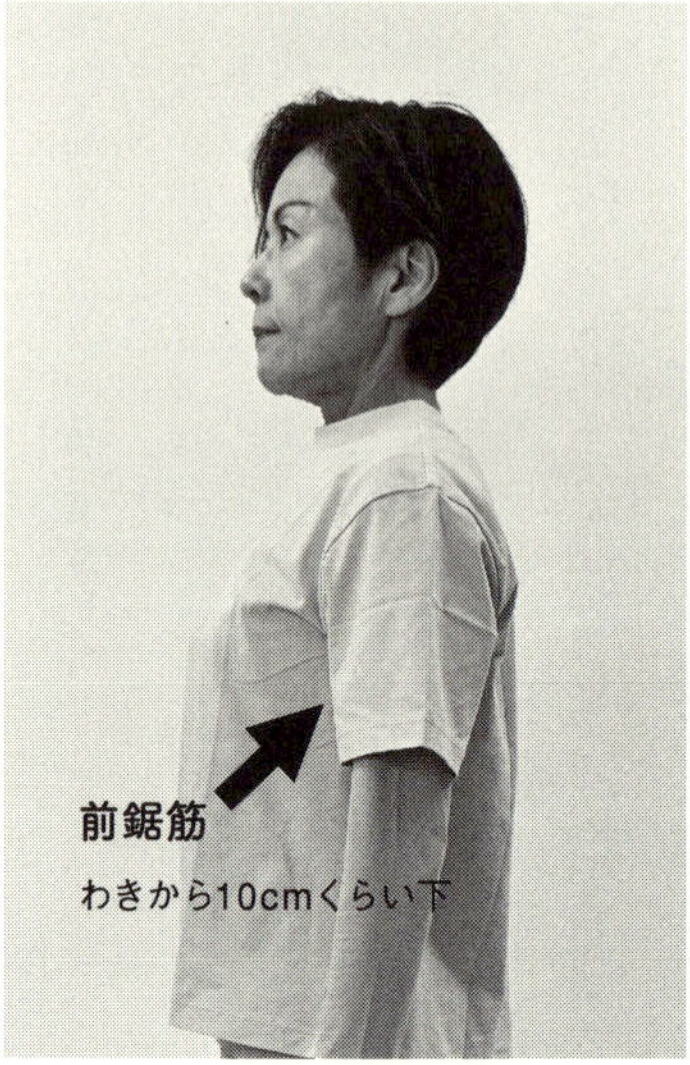

筋とは肋骨の側面後方から背面上方に伸びる筋肉です。別な角度から説明すると脇の少し下の肋骨から肩甲骨に向かって伸びる筋肉です。

前鋸筋を背面にスッと伸ばすイメージを意識しただけで、姿勢がスッと伸びていきます。その前鋸筋意識に付随して、首の後ろの筋肉、腹筋、ももの前の筋肉をスッと伸ばすイメージを加えると、座位、立位、歩行にも応用できます。骨盤運動時にも筋肉イメージを取り入れると効果的です。

この筋肉イメージ骨盤姿勢改善法は、その筋肉の場所はこのへん！と、アバウトに覚えてしまえば簡単です。ジムなどでそれらの筋肉を多少なりとも鍛えることも効果的です。本書は、ほぐし整えることが専門ですので、筋トレ系の話は控えておきます。

それでは、座位バージョン、立位バージョン、そして歩行バージョンの三つを順に解説していきます。

座位バージョン・前鋸筋と首の後ろの筋肉

「前鋸筋を後ろに伸ばすイメージと、首の後ろの筋肉を伸ばすイメージ」

前鋸筋と首の後ろの筋肉を伸ばすイメージです。前鋸筋は、肋骨の両側から肩甲骨に向かう筋肉です。首の後ろの筋肉は、首の後ろ全体と捉えてください。前鋸筋と首の後ろの筋肉が、スーッと伸びているイメージをしてみましょう。すると、姿勢がスッと伸びた感じになります。首の後ろの筋肉を伸ばすイメージは、うさぎが耳を伸ばしたイメージにするとわかりやすいです。あるいは、ひもで天井に向かって引っぱられているイメージです。まずは前鋸筋を後ろに伸ばすイメージから、次に首の後ろは、うさぎの耳がピンと伸びたイメージをしてみてください。

ビフォー
普通の姿勢

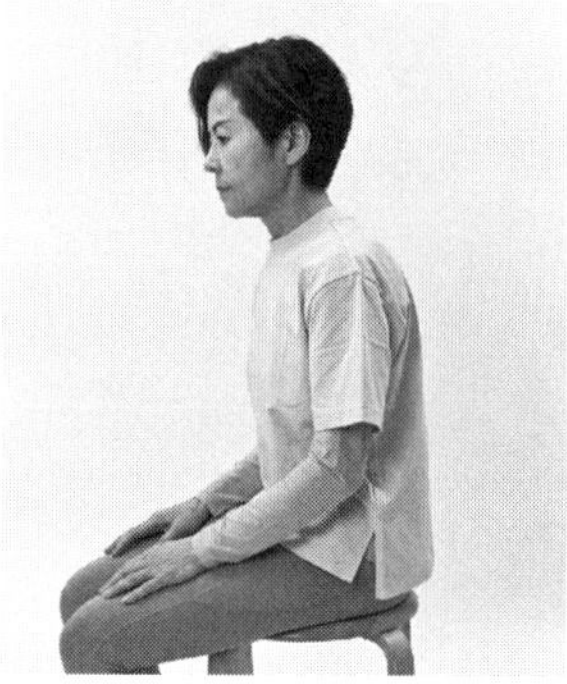

疲れたときによくみられる背筋が丸くなった姿勢

アフター
筋肉イメージ法

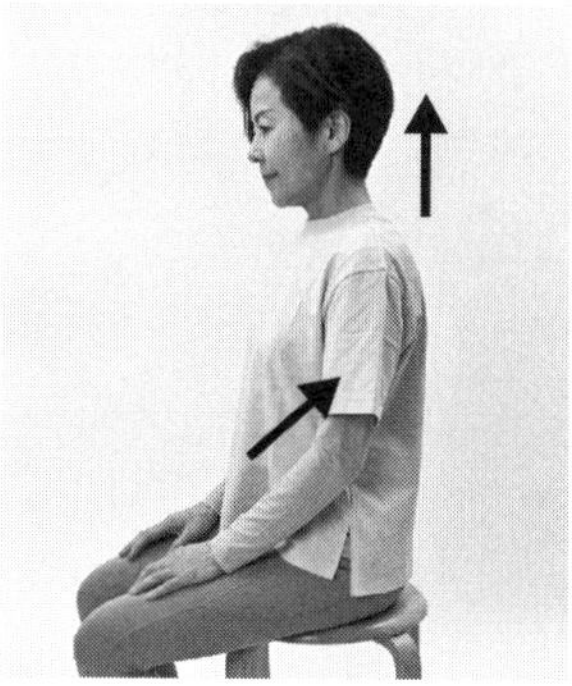

前鋸筋と首の後ろを伸ばすイメージ
自然に姿勢が伸びるようになります。

立位バージョン・大腿部前面と腹筋

次は、立位時の筋肉イメージ姿勢改善法です。

「前鋸筋と首の後ろの筋肉を伸ばすイメージに加え、腹筋と大腿部前面を伸ばすイメージをしてみましょう」

前鋸筋、首の後ろの筋肉、そして腹筋と大腿部の筋肉です。それを伸ばすイメージを意識的にもつことで、体幹を支える筋肉が締まっていき、姿勢がスッと伸びていきます。

姿勢が伸びやすくなると、肩こりや腰痛の予防にもつながります。

ビフォー
普通の姿勢

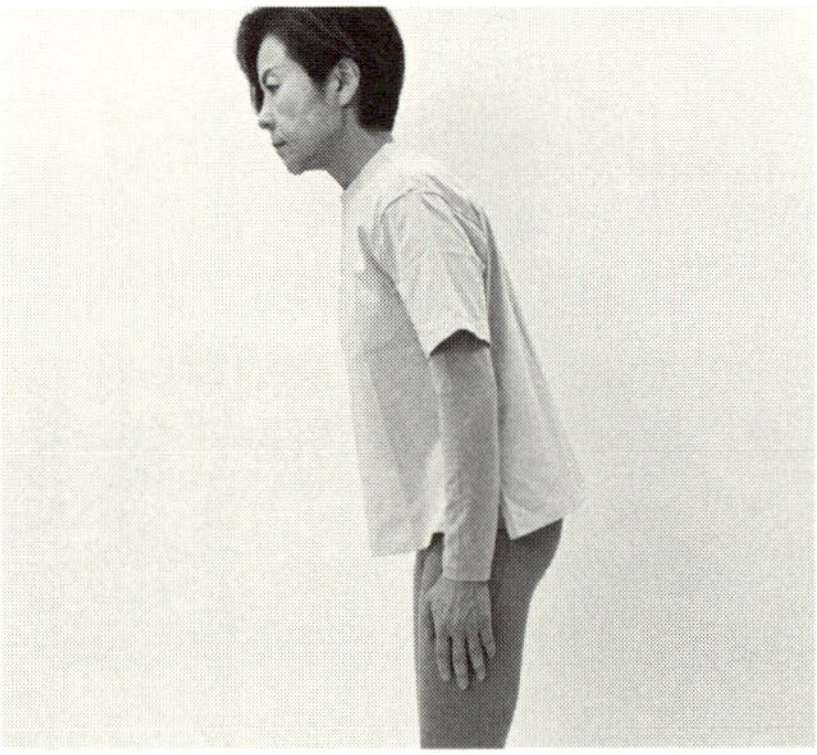

疲れたときにみられる姿勢

アフター
筋肉イメージ法

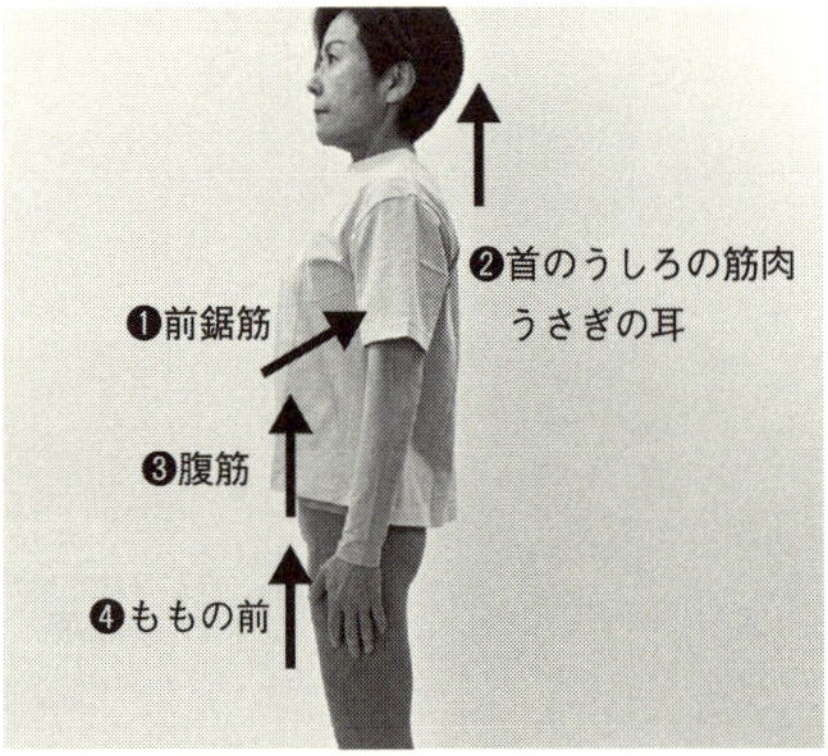

前鋸筋、首の後ろに加え腹筋と大腿部前面を伸ばすと自然に姿勢がスッと伸びていきます。

歩行バージョン・筋肉イメージと線挟み

二足直立歩行の人間、年齢とともに重力に負けて姿勢が丸くなることがあります。そこで座位バージョン、立位バージョンの姿勢改善法に続き、歩行バージョンを解説します。歩行バージョンの筋肉イメージ姿勢改善法は、

「前鋸筋、首の後ろの筋肉、腹筋、大腿部前面を伸ばすイメージに加え、眼の前の線を挟むイメージで歩くことです」

目の前の線を挟むイメージで歩くのが、歩行バージョンのポイントです。

線のイメージは、写真のようにガムテープの幅で構いません。

さて実際、線を挟むように歩くことを意識して歩いてみましょう。練習していくと骨盤から背骨が伸びてくるのが感じ取れてくるでしょう。

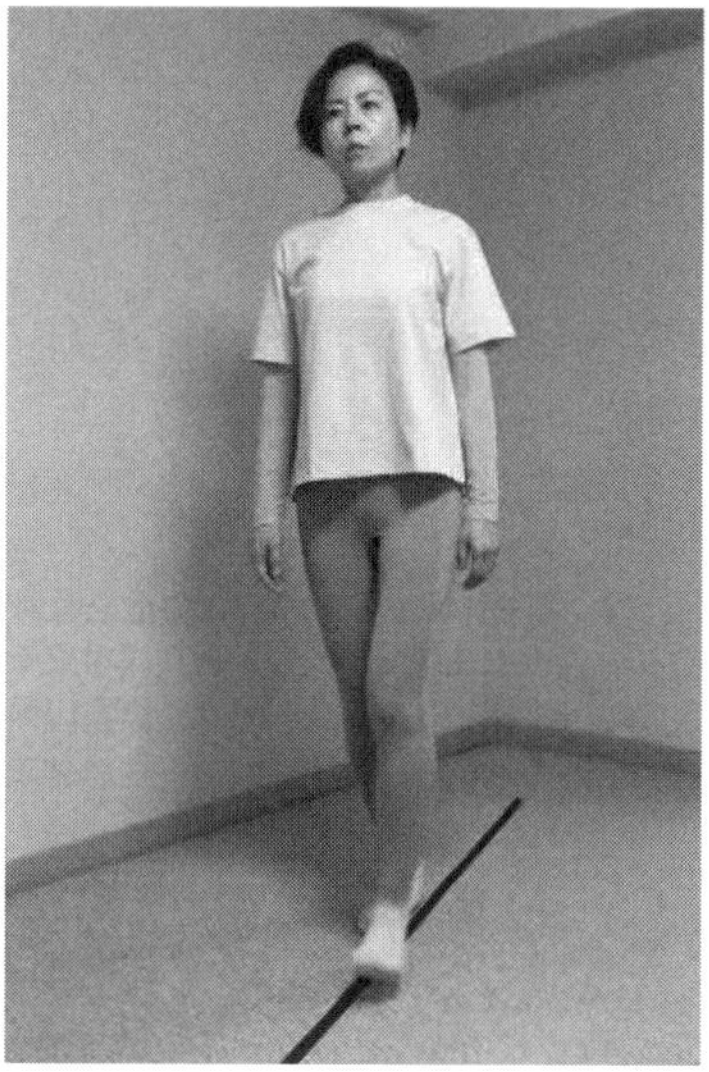

目の前の線を挟むイメージで歩きます。

4 骨盤姿勢改善━寝ながらリラックスできる血流イメージ法

ゴムバンドと筋肉イメージの姿勢改善法、その付録で筋肉の緊張をやわらげる血流イメージ法を紹介します。

「はい、リラックスして～」と言われるとよけい力が入ることありませんか？　リラックス、リラックスと自分に言い聞かせるとよけい力が入ることがよくあります。整体術からみると、ひと工夫でリラックスできます。その一つが筆者の施術の技にも応用している血流イメージ法です。

この方法は、筆者自身、骨盤調整・整体術の施術時に使うイメージ法の一つです。この技術で、手技の当たり心地をやわらげることができます。このあたりを話すと、施術技術の専門的な説明になるので今回は割愛します。

血流イメージ法。それは、足から力を抜くイメージ法です。骨盤、股関節、膝、ふくらはぎ、足首、足の裏まで力を抜いていき、足の先から、血流が骨盤へ流れてくるイメージです。もう少し付け加えて解説しますと、足先の血液リンパを吸い上げるようにイメージします。血流が骨盤まで上ってきたら、腹部へと消えるように流れていき忘れる。再び、

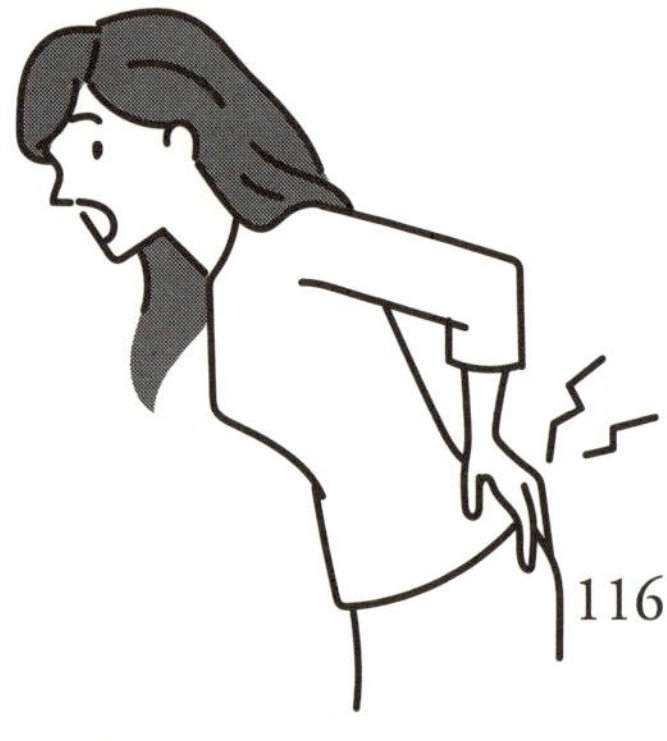

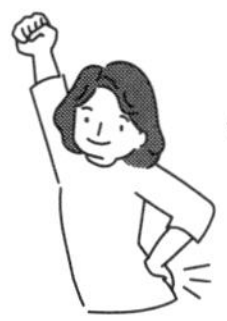

足の先から血流が骨盤に向かって流れるイメージを繰り返します。吸い上げっぱなしでは、体が緊張するので、なるべくリラックスして行います。足から血液リンパが骨盤のほうへ吸い上げられるようにイメージすると、下肢全体が緩みやすくなり、その結果、体の緊張感が抜け、連動して姿勢が伸ばしやすくなります。

「老化は足より」という言葉がありますが、年齢を重ねると、歩くという運動も億劫になって筋力が衰えていきます。すると、足先、足、そして股関節、骨盤、腰部という順番で、下肢の筋肉に老化性萎縮が起こり、その結果、下肢全体の血液リンパの流れが悪くなり、だんだんと歩きづらくなって足から老化が進んでいきます。

その足から股関節、骨盤、腰部の緊張をやわらげることで、足の血液リンパの流れが促され、下肢全体の筋肉の緊張がラクになり、姿勢が伸びて、歩きやすくなっていきます。

足からの血流イメージ法は、筋肉イメージ法と同じくどこでもできます。思い出せばすぐできます。忘れたら本書を取り出してめくってください。

この方法は、年配の方だけが対象ではないので、若い人もぜひやってみてください。この足から血流イメージ法ですが、より効果を上げるために、息を吸う、吐く、すなわち呼吸も少し関係しています。呼吸は、できれば鼻から吸い、口から吐くのが効率的ですが、鼻から吸って鼻から息を吐いてもかまいません。鼻が詰まってダメという場合は、口呼吸でもかまいません。呼吸に合わせて足から血液リンパの流れを吸い上げるイメージを加えると、呼吸と血液リンパの流れが相まってリズムがとれ、数回の呼吸で下肢の緊張感がラクになっていきます。

ただし、そのイメージをあまりに意識しすぎると、かえって体のどこかの筋肉の緊張が起こってしまうので、体の緊張を感じたら、血流イメージ法を忘れましょう。体の緊張感がスッと抜けます。

おわりに

おわりに

改善系の整体術、骨盤調整は万能の健康法ではありません。万能の美容法でも不老不死の健康術でもありません。そこだけはご了承ください。

骨盤調整・整体術は、コリ、歪み、ズレ、圧迫を見つけて施していくこと。その施しで血液リンパの流れを促し、体の機能の改善をめざします。日常の体の疲労回復だけでなく、腰痛や肩こり、椎間板ヘルニアのようなつらい症状、マタニティのケア、ケガや手術後の回復、認知症の予防、健康予防としてもお役に立てると思います。

筆者の整体術・骨盤調整は、解剖学生理学、人体の構造とメカニズム、臨床学病理学、そして長年の整体施術の経験から研鑽し、現代人の体に合った整体術に変化しています。しかし、整体術骨盤調整を受けているからといって、その方の健康が決して万能万全なわけではありません。突然襲ってくる病気があります。感染症、成人病、突然の病などです。感染症なら細菌やウイルスが原因です。成人病なら食事やストレス、年齢的なもの、遺伝まで、原因がいくつもあります。それらは医療機関での検査と治療が必要です。西洋医学の健康対策と、整体術の両立で、皆さまの健康をよりよく保つことができると考えています。

整体的な視点から体のメカニズムがわかると、筋肉のコリ、体の歪み、姿勢を伸ばす方法などもだんだんわかっていきます。人の体はもともと少し歪んでいます。日頃の体の使い方、転倒などで体が歪んだことなど、整体的な体のメカニズムがわかれば、おおよそ体のどこがコリやすく歪んでいるのか見当がつ

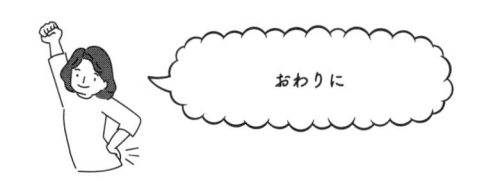

おわりに

いていきます。

常日頃の体の姿勢は、体の美しさだけでなく健康にも影響します。定期的に体をほぐし整えていくこと。よい姿勢をキープすること。筆者の整体経験から、そのノウハウを一般向けに公開していくことを決意し、本書で紹介したつもりです。それを機に、筆者の骨盤調整・整体術の普及と発展につながることも願っています。

本書の制作にあたり、関係してくださった皆さまのご協力で出版できたことを心より感謝申し上げます。

市川式骨盤調整・整体術師　市川亮吉

メモ

メモ

メモ

メモ

メモ

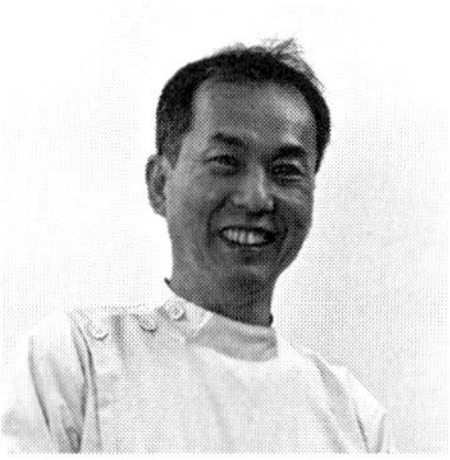

骨盤調整 整体術師

市川《いちかわ》 亮吉《りょうきち》

池袋で独立開業。ホーセイ堂接骨院・骨盤調整院長。

整体術師になるため、治療家の骨盤調整五味雅吉氏（1912 ～ 98）の内弟子となり、10 年間住込みで修行。骨盤調整法、ゴムバンド療法を学ぶ。弟子卒業後、各種手技療法を研鑽し、現代人の体に合ったソフトな整体術「市川式骨盤調整・整体術」を確立する。つらいところへの整体術をはじめ、健康維持のための整体術、超高齢社会のために「認知症予防の脳血流促進調整法（CCT）」を考案し施術成果をあげている。改善系の整体術、その思想と施術法の向上普及 、育成のために著作活動をはじめる。

【保有資格】あんま指圧マッサージ師（国家資格） 柔道整復師（国家資格）

ホーセイ堂接骨院・骨盤調整院
https://www.housei5441-kotsuban.net/

instagram
ichiken54_koshi_seitai

あなたの腰痛 バンド整体で
ラクにしませんか？

2025年　3月21日 第1刷発行

著者　　市川 亮吉

発行者　　松嶋 薫
〒140-0011　東京都品川区東大井３－１－３－３０６
株式会社メディア・ケアプラス
Tel 03-6404-6087　Fax 03-6404-6097
本文イラスト　　小山 規
カメラマン　　その江
本文デザイン・装幀　　TARA. 長谷川 響子
編集協力　　荻 和子　梅沢 和子
印刷・製本　　日本ハイコム株式会社